Common Oral Clinical
Local Anesthesiology

常用口腔临床
局部麻醉学

张庆鸿　刘梦桃　王敏儿　◎主编

ZHEJIANG UNIVERSITY PRESS
浙江大学出版社
·杭州·

图书在版编目（CIP）数据

常用口腔临床局部麻醉学 / 张庆鸿，刘梦桃，王敏儿主编. — 杭州：浙江大学出版社，2024.6
ISBN 978-7-308-25064-1

Ⅰ.①常… Ⅱ.①张… ②刘… ③王… Ⅲ.①口腔外科手术—局部麻醉 Ⅳ.①R782.05

中国国家版本馆CIP数据核字（2024）第111425号

常用口腔临床局部麻醉学

主编　张庆鸿　刘梦桃　王敏儿

责任编辑	金　蕾
责任校对	蔡晓欢
封面设计	春天书装
出版发行	浙江大学出版社
	（杭州市天目山路148号　邮政编码310007）
	（https://www.zjupress.com）
排　　版	杭州晨特广告有限公司
印　　刷	浙江省邮电印刷股份有限公司
开　　本	880mm×1230mm　1/32
印　　张	4.75
字　　数	110千
版 印 次	2024年6月第1版　2024年6月第1次印刷
书　　号	ISBN 978-7-308-25064-1
定　　价	66.00元

本专著旨在对口腔门诊临床工作中常用的口内局部麻醉作阐述。撰写本专著的初衷如下：

(1)目前国内鲜有此方面的著作。

(2)本书是对口腔医学教材中口腔内局部麻醉章节的补充。

(3)口腔局部麻醉在临床工作中每天都会被用到。

(4)很多的口腔医学生、口腔医生并非外科专业出身，其口腔局部麻醉的理论和操作还可以得到进一步的提高与加强。

(5)口腔局部麻醉具有一定的风险。

(6)受益人群巨大：随着人们对口腔健康的重视程度越来越高，几乎所有人都会到口腔医院或诊所接受牙齿方面的治疗；在治疗的过程中，每一位拔牙、补牙、根管治疗、种植牙或牙周病等的患者都有可能需要口腔内局部麻醉，良好的麻醉理论和操作是开展治疗的基础；如果拔智齿时没有麻醉或麻醉效果不佳，这就很难很好地完成治疗，甚至后果不堪设想。鉴于此，希望本书的出版一方面能提高口腔医生、口腔医学生的临床工作能力，另一方面也能够造福每一位看牙的患者。

本书的特点如下：

(1)通俗易懂：使用浅显易懂的文字和表述，让读者看得懂，喜欢看。

(2)图文并茂：配有多张实操照片，使读者一目了然。

(3)引经据典:紧密围绕著作的主题,引用国内公开发表的众多口腔内局部麻醉的临床研究作论据,环环相扣,避免空洞的说教和乏味的长篇大论。

此外,鉴于作者才疏学浅,文中难免有错误或不妥之处,还请各位前辈、老师、同行不吝赐教。

编 者

2023 年 12 月

常用口腔临床局部麻醉学　下篇

上篇

常用口腔临床局部麻醉学

第1章 概 述

口腔局部麻醉是实施口腔治疗的重要前提,能够减轻患者在口腔治疗过程中的疼痛,降低不适感,以及缓解患者对口腔治疗的恐惧感,帮助医生很好地完成相关的工作,因此在临床中被广泛应用。

1.1 局部麻醉的定义

局部麻醉是指使用局部麻醉药(简称局麻药)暂时阻断机体在一定区域内的神经末梢和纤维的感觉传导,从而使该区域的疼痛消失,但机体的其他感觉比如触觉依然存在,一般情况下患者仍保持清醒的神智和反应。

需要注意的是,局部是相对于全身而言;痛觉是强调区别于其他表浅感觉如触觉而言,局部麻醉(简称局麻)时触觉仍是存在的;暂时性是相对永久性而言,而永久性感觉消失,意味着局部麻醉的并发症——神经损伤。

1.2 临床工作中局麻的特点

局麻可由口腔医生独自操作,方法安全简便,费用低;常被用于口腔颌面外科门诊手术、牙体牙髓病治疗、牙周病治疗、种植牙手术以及义齿修复中的牙体预备等;具有起效快、效果好、作用时间合理等优点。当然,局麻不适用于不合作的患者(包括小儿患者),麻药过敏的患者,存在严重的系统性疾病、身体健康状况很差的患者,以及局部有炎症部位的患者。

1.3 分 类

常用的局麻方法主要有表面麻醉,浸润麻醉(包括骨膜上浸润麻醉、骨膜下浸润麻醉、牙周膜麻醉和牙髓内注射麻醉)和阻滞麻醉。

第2章　局麻药

2.1　麻醉学的发展

（1）春秋战国时期《黄帝内经》（图2.1）中有用针刺镇痛术治疗牙痛的记载。

（2）《后汉书》记载华佗使用麻沸散实施麻醉，其被认为是最早的局部麻醉法。

据考证，麻沸散的主要成分为中药曼陀罗（图2.2）、附子、乌头、大麻等。

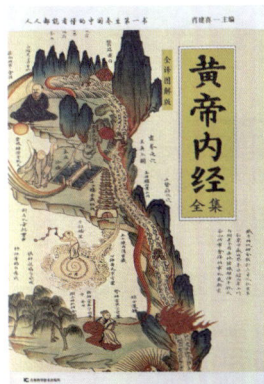

图2.1　《黄帝内经》

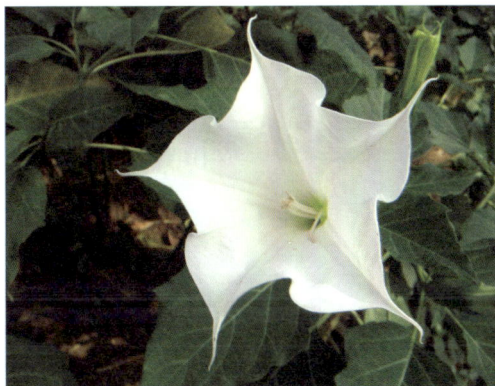

图2.2　曼陀罗

（3）公元前386年，扁鹊曾用砭石治疗疼痛，《山海经》里有这样的表述："医源于砭。"现如今，砭石（图2.3～图2.5）也被应用于中医药的治疗以及一些美容养生的项目中，其有疏通经络、清热解毒、理血安神、按摩疗疾的功效。

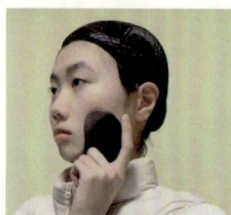
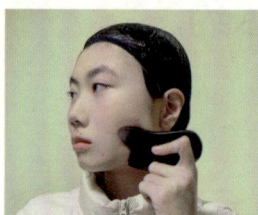
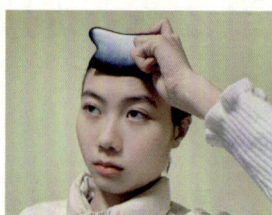

图2.3　砭石的面部提拉　　图2.4　砭石的V脸塑型图　　2.5　砭石的额头提拉

2.2　局麻药及麻醉方式的发展历史

经典的局麻药的发展经历了一个较为漫长的过程（表2.1）：从可卡因到普鲁卡因、利多卡因，再到现今常用的甲哌卡因、阿替卡因。麻醉方式也从表面麻醉、浸润麻醉，再到阻滞麻醉、牙周膜麻醉发展。众多学者的研究和努力才造就了今天较为完善的口腔内局部麻醉的临床应用与发展。表2.2为常用口内麻醉方式的历史。

表2.1　局麻药的发展史

时间	麻醉药	事件
1860年	可卡因	德国化学家Alert Niemann将古柯叶中提取的化学物质命名为可卡因，他发现其粉剂可使舌麻木，但当时并未认识到可卡因的麻醉特性
1884年	可卡因	Richard John Hall在美国发表了可卡因在牙科应用的病例报告 William Stewart Halsted在同年将可卡因用于下颌神经阻滞麻醉，开创了口腔局部麻醉治疗的新篇章 由于可卡因的毒性和成瘾等问题以及麻醉死亡病例的陆续出现，人们对其的热衷程度有所降低

续表

时间	麻醉药	事件				
1904年	普鲁卡因	普鲁卡因在德国的合成,标志着近现代局部麻醉原形药的出现,其迅速取代了可卡因而成为经典的牙科局麻药				
1943年	利多卡因	利多卡因的合成,标志着局部麻醉药物的新里程碑,代表着麻醉效果好、致敏性低的新一代酰胺类合成药物的出现,并得以迅速发展				
1956年	甲哌卡因	布比卡因(1957年)	丙胺卡因(1959年)	依替卡因(1972年)	阿替卡因(1972年)	罗哌卡因(1995年)
1972年	阿替卡因	目前,在口腔临床工作口内局部麻醉中多使用甲哌卡因和阿替卡因				

表2.2 常用口内麻醉方式的历史

时间	事情	
1884年	下颌神经传导阻滞麻醉	William Stewart Halsted作为口腔局麻的先行者,首先使用并报道了下颌神经传导阻滞麻醉,标志着口腔局部麻醉注射技术的重大进步
1947年	《牙科学局麻指南》	Hanvey Cook出版了《牙科学局麻指南》,为口腔局部麻醉发展作出重要贡献
1973年	麻醉下颌神经的Gow-Gates注射技术	
1977年	用于开口受限患者麻醉下颌神经的Vazirani-Akinosi注射技术	
1995年	同时麻醉两侧上颌前牙牙髓神经的经腭入路上牙槽前神经注射技术	
1995年	同时麻醉单侧上颌前牙和双尖牙牙髓神经的经腭入路上牙槽前中神经注射技术	
1995年	改良的牙周韧带注射技术	

2.3 局麻药的用量

（1）年龄、性别、体质的差异：通常，儿童的用量小于成人，女性的用量小于男性，老年人的用量小于年轻人。这与体重、骨质、耐受性、安全性等均有关系。

（2）牙位和麻药的差异：2%利多卡因浸润麻醉前牙的麻醉用量为1～2mL，后牙的麻醉用量为2～3mL。阿替卡因浸润麻醉切牙、尖牙及单根牙的麻醉用量约为0.6～1.0mL，前磨牙、磨牙及多根牙的麻醉用量约为1.4～1.7mL。磨牙牙根比前牙多，其牙周膜的面积比前牙大，麻药的特性不同等都会造成此差异。

（3）麻醉敏感度的差异：敏感度高的患者的麻药用量小于敏感度低的患者。对于有的患者，少量的麻药就有很好的麻醉效果；就同种麻药同样的注射方式，有的患者的麻醉效果就是不佳。

（4）麻醉方式的差异：由于上颌骨疏松多孔、骨皮质薄、药液较容易渗透，浸润麻醉较容易成功，所以其用药量仅是阻滞麻醉的50%左右。4%阿替卡因肾上腺素注射液在牙周膜麻醉时所需的剂量约为0.5mL，而浸润麻醉时所需的剂量在颊侧约为0.9mL，在腭侧约为0.4mL。采用神经末梢局部浸润麻醉或神经干阻滞麻醉时，复方阿替卡因使用量约为0.5～1.7mL（备注：一般不建议将阿替卡因用于阻滞麻醉），利多卡因注射液的使用量约为2～5mL。

（5）麻醉深度要求的差异：麻醉要求深度高，麻醉时间要求长，需要的麻药用量就相对要大，反之则较少。比如，拔除一个Ⅲ°松动的患牙，可能只需要0.5mL左右的麻药，而拔除一个骨埋伏的智齿，可能需要3.6mL或者更多。

（6）麻醉范围的差异：麻醉范围越大，麻药的使用量越大。比如，单颗牙种植时，一般的2%斯康杜尼的使用量为1.8～3.6mL即可;而 All-on-6 半口种植时,由于需要麻醉的区域更广,同样的麻药可能需要7.2~10.8mL。

(7)技术的差异:技术优良的医生的注射位点准确,对于注射深度、注射角度掌握得好,在麻药的用量方面,相对于技术不好的医生,其用量少。反之,麻药用量的增加也不一定达到良好的麻醉效果,还可能增加患者的不适,以及并发症的发生,比如常见的晕厥、肿痛、麻药中毒等。

2.4 麻醉效果的分级

一般地,注射麻药3~5min后对麻醉效果进行检测,麻醉有效后方可对患者进行治疗。各种麻药的起效时间和麻醉效果各有不同,比如阿替卡因的起效时间和麻醉成功率可以达到利多卡因的1.5倍。

(1)麻醉完全:治疗操作过程中患者未出现不适感,麻醉效果十分理想。

(2)麻醉良好:治疗操作过程中患者仅出现轻度疼痛,能忍受并完成治疗。

(3)麻醉有效:治疗操作过程中患者的疼痛感较重,但在患者的忍受范围内,能完成治疗。

(4)麻醉无效:经过麻醉后,患者在治疗操作过程中仍然感到十分疼痛,延长麻醉时间也并未出现缓解,无法忍受疼痛感,不能完成治疗。

2.5 在局麻药中加入肾上腺素

肾上腺素,在血药浓度超过300μg时可以使心率增快,血压升高;微量时(1∶400000~1∶200000)不会引起明显的变化,即使是心血管疾病患者,一般也不会导致其产生不良反应。相反,加入肾上腺素的麻药提供了良好的镇痛效果,还可避免因疼痛引起的血压波动。在局麻药中加入肾上腺素,在改善麻醉效果的同时,本身还具有一定的抗休克作用;还可以通过收缩毛细血管来延缓麻药的吸收,减少麻药的用量,减少术区出血,延长麻醉时间,加强镇痛效果,降低毒性反应。

目前,很多医生还在使用利多卡因加肾上腺素的方法来进行口腔内麻醉。其方法如下:1mL注射器,4.5号针头,水平位滴法,滴加1滴肾上腺素[1mL(0.01g)/支]于5mL利多卡因中。

虽然肾上腺素有着众多的优点,但为了防止肾上腺素变性,局麻药中常会加入血管收缩剂的抗氧化剂,如亚硫酸氢钠或焦亚硫酸氢钠。

国内关于局麻药肾上腺素的研究结果提示,同种局麻药中增加肾上腺素可以显著提高麻醉效果。含肾上腺素的2%利多卡因的麻醉完全率可达71%,麻醉良好率为16%,而不含肾上腺素的2%利多卡因的麻醉完全率仅为50%,麻醉良好率为11%。

2.6 局麻药的化学结构和分类

2.6.1 化学结构

局麻药的共同点是一个亲水性氨基和一个芳酯性芳香基团通过一个中间链相接,中间链可分为酰胺链(-CONH-)和酯链(-CO-)。将含酯链的称为酯类局麻药,如过去使用的普鲁卡因和地卡因等。酯类局麻药有一定的过敏反应,因此,使用前通常需要进行皮肤过敏试验。将含酰胺链(-CONH-)的称为酰胺类局麻药,如罗哌卡因、布比卡因、丙胺卡因,以及目前用得较多的利多卡因、甲哌卡因和阿替卡因等。

2.6.2 分 类

根据局麻药的麻醉时长,可分为短效、中效和长效3种。短效局麻药包括氯普鲁卡因和普鲁卡因;中效局麻药包括阿替卡因、甲哌卡因、利多卡因和丙胺卡因等;长效局麻药包括地卡因、依替卡因、罗哌卡因和布比卡因等。

根据是否含肾上腺素,可分为含/不含肾上腺素麻药,比如2%斯康杜尼、4%阿替卡因等为含肾上腺素麻药;而3%斯康杜尼属于不含肾上腺素麻药。

根据价格的不同,可以分为价高的麻药和价低的麻药。相对来说,利多卡因的价格比斯康杜尼和阿替卡因便宜较多。

根据麻醉方式,可以分为两个大类:表面麻醉药和注射麻醉药。

根据生产地的不同,有法国的阿替卡因、斯康杜尼,以及中国马鞍山的阿替卡因。

2.7 常用的局麻药

(1)普鲁卡因(procaine)

普鲁卡因又名奴佛卡因(novocaine),是由德国人在1860年合成的第一代酯类短效局部麻醉药。普鲁卡因属于酯类麻醉剂,具有扩张血管的作用,由于其麻醉持续时间较短,所以常与血管收缩剂联合应用。由于其穿透性和扩散能力较差,一般不推荐用于表面麻醉。

阻滞麻醉和浸润麻醉的可用质量浓度为1%~2%的溶液,每次的用量建议不超过1g,安全剂量约为100mg。

由于普鲁卡因有时会引发机体的过敏反应,所以在使用前应该做过敏试验(0.25%溶液0.1mL皮内注射)。另外,需要注意的是,该药可抑制磺胺类药物的抗菌作用,故对于正在使用磺胺类药物的患者应尽量避免使用。相比较而言,普鲁卡因与甲哌卡因的毒性最小,其次为利多卡因、罗哌卡因、布比卡因。

(2)利多卡因(lidocaine)

盐酸利多卡因自问世以来,一直作为口腔科用途最广泛的麻醉剂,同时也是与其他新型麻醉剂进行比较的黄金标准。其属于酰胺类局麻药,又名塞罗卡因(xylocaine),是1943年合成的第一代酰胺类中效局麻药。其具有性状稳定、起效快、麻醉程度深且持久等优点,但渗透性较差。以前由于利多卡因不含肾上腺素,临床上滴注肾上腺素配药时较容易导致二次污染,并且所含肾上腺素浓度不准确,因此,使用时要特别小心。

一般来说,利多卡因的局部麻醉效果约是普鲁卡因的4倍,麻醉作用时间大约是普鲁卡因的2倍,相对毒性也大约是普鲁卡因的2倍,安全剂量为80mg。

利多卡因主要在肝脏内分解,因此有严重肝病的患者应谨慎使用。此外,利多卡因有着一个得天独厚的优点,即迅速而安全的抗室性心律失常作用,所以常在局部麻醉过程中,作为心律失常患者的首选局部麻醉药。

利多卡因具有扩血管的作用,所以常与血管收缩剂联合使用,使其穿透性、扩散性增强,因此,不仅可用于阻滞麻醉和浸润麻醉,也常用于表面麻醉。临床的用药质量浓度一般为1%~2%。作为表面麻醉剂,利多卡因有不同的使用方式,如凝胶、软膏、溶液、喷雾,在儿童牙科患者中的应用较多。

此外,用利多卡因局麻注射后疼痛的炎症反应较其他麻醉剂要轻。有研究用0.5%布比卡因、2%利多卡因、2%甲哌卡因、4%阿替卡因和0.9%生理盐水分别注射至鼠的表皮下组织来观察炎症反应。结果表明,药物浓度与炎症反应的强度没有密切的关系,而炎症反应最轻的是利多卡因,其次为甲哌卡因和阿替卡因。

随着利多卡因在临床工作中的应用越来越多,其导致接触性皮炎的发生率也在不断增加,所以在使用前需先行皮肤过敏试验。

(3)甲哌卡因(mepivacaine)

甲哌卡因又名卡波卡因(carbocaine),商品名为斯康杜尼(Scandonest),是1956年合成的中效酰胺类局麻药。由于甲哌卡因的麻醉效果较好,一直被广泛应用于儿童口腔的镇痛和麻醉。但由于3%甲哌卡因的浓度较高,在相同的用量时,其毒性有可能是2%甲哌卡因的1.5倍,所以当幼儿需要使用大剂量的局部麻醉剂时,不建议使用3%甲哌卡因。

甲哌卡因比较特殊,其不具有血管扩张的作用,可以在不加入血管收缩剂肾上腺素时仍能维持很长的麻醉时间,因此,3%甲哌卡因适用于高血压及无法使用血管收缩剂的患者,且其对心血管的不良反应较少。此外,正因如此,在骨内注射麻醉系统中,也常用甲哌卡因作为麻醉剂。

目前,口腔临床门诊麻醉使用的斯康杜尼注射液含2%盐酸甲哌卡因,每支剂量为1.8mL,其主要成分为2%盐酸甲哌卡因和1/100000肾上腺素,在麻药瓶身用土红色字体标注;3%的斯康杜尼不含肾上腺素,在麻药瓶身用绿色字体标注。

通常,斯康杜尼在注射后1~2min开始起效,在血浆的半衰期为2~3h;主要经肝脏代谢,通过肾脏排出;针对成年人,2h内不建议超过6mL。

甲哌卡因的过敏反应较少见,是一种相对安全的局麻药。国内研究显示,对127例患者注射斯康杜尼,观察其麻醉效果,报道仅1例患者有心跳加速的不适,考虑可能与术前紧张有关,其余无异常、无过敏反应。另外,因斯康杜尼含有肾上腺素的成分,可能引起收缩压及舒张压的轻度提高。有学者认为,斯康杜尼在进行下颌传导阻滞麻醉时,可能会引起组织坏死。因此,推注麻药时要注意推注速度,以匀速、慢速为宜。

(4)阿替卡因(articaine)

阿替卡因又名碧兰、碧蓝、必兰或碧蓝麻,2000年开始被美国食品药品监督管理局批准使用,即复方盐酸阿替卡因肾上腺素注射液,是酰胺类口腔科专用的局部麻醉剂之一。1.7mL剂量的组分有4%阿替卡因加1/100000肾上腺素,含盐酸阿替卡因68mg与酒石酸肾上腺素17μg(以肾上腺素计)。阿替卡因属于酰胺类局麻药,但与其他酰胺类局麻药不同的是,它不含苯环而含有一个噻吩环,且其分子中多了一个酯基,使之易被血浆中的酯溶酶水解。研究发现,90%~95%的阿替卡因在血液中进行代谢,只有5%~10%在肝脏中代谢。

阿替卡因具有麻醉起效时间快、组织渗透性强、麻醉效能较高、副作用少、持续时间适宜等优点,目前在口腔内的局部麻醉中应用较多。阿替卡因的起效时间为2~3min,毒性低,不需要做皮试。

阿替卡因的麻药剂型为国际通行的卡局式,与专用的阿替卡因注射器联合使用,不但方便,而且可避免交叉感染;配套的一次性针头的直径仅为0.3mm,对组织创伤小,注射麻药时患者的疼痛感较小,特别适用于血友病和有类似出血倾向的患者。2001年3月在中国上市的阿替卡因的针头型号有30G(0.3mm×16mm,0.3mm×21mm)、27G(0.4mm×21mm)、25G(0.5mm×8mm,0.5mm×35mm)等,可以满足临床上不同的注射方法的要求,同一型号的针头包装规格是100支/盒。

阿替卡因的浸润性比较强,通过阻断局部神经纤维的传导来发挥效果,因此在口腔治疗过程中大多采用局部浸润麻醉。阿替卡因的蛋白结合力也较高,麻醉时间也较长;麻药中含少量的肾上腺素,可对抗局麻药的血管扩张作用,并延缓麻药的吸收,延长局麻药的作用时间,减少创口出血和减少药物相关的不良反应。

下颌后牙行直接拔髓术时,采用黏膜下局部浸润麻醉(1.2～1.5mL)并结合根管内注射麻醉(约0.2mL),一般都能达到较好的效果;此外,也可采用骨膜下注射麻醉、牙周韧带麻醉或下颌神经传导阻滞麻醉的方法。在拔除下颌后牙时,有时只采用黏膜局部浸润注射方法也能达到理想的麻醉效果。需要注意的是,临床上有少数患者在拔牙后,可能出现拔牙槽充血不全,这可能是因为肾上腺素的毛细血管收缩作用。此时,为避免干槽症的出现,拔牙后应搔刮牙槽骨,使拔牙窝充血完全,再压迫止血。

对于上颌,由于上颌骨质较下颌骨质疏松,一般的浸润麻醉就可以达到简单的口腔临床工作的麻醉要求。

在注射麻药时,建议成人患者使用阿替卡因的最大用量每次小于7mg/kg,儿童患者的最大用量每次应小于5mg/kg。通常来说,肾上腺素应用于局部麻醉剂时,体质健康患者的肾上腺素最大用量每次要小于0.2mg,而心脏病患者每次应该小于0.04mg。在临床工作中,虽然不是对高血压患者禁用阿替卡因,但需要谨慎使用。当患者的收缩压大于200mmHg或舒张压大于115mmHg时,应尽量避免使用含血管收缩剂的麻醉剂。此外,使用阿替卡因采用传导阻滞麻醉时,一定要注意回吸观察是否有回血且注射速度一定要慢,每支阿替卡因注射完成时至少需要1min。

国外研究资料显示,应用阿替卡因对4～13岁儿童行局部浸润麻醉,分别在给药前后密切观察生命体征,并未发现任何不良反应,说明阿替卡因是一种较安全的局部麻醉剂,对儿童的毒性小,但4岁以下的儿童禁用。由于阿替卡因的专用注射针头细小锋利,在行下牙槽、舌、颊神经一次性阻滞麻醉时,极易刺破局部的血管和神经,引起局部血肿或神经损伤,进而发生局部感染或感觉异常等麻醉并发症;加之麻药中肾上腺素的作用,以及阿替卡因的特性,有学者不建议用阿替卡因行下牙槽神经阻滞,因为它比其他药物更容易引起频繁的感觉异常。因此,在进行下颌后牙治疗时,若对麻醉深度、持续时间要求不高,也可仅进行局部浸润麻醉。

第3章　局麻注射系统

目前,常用的口腔局部麻醉注射器为一次性针管注射器和卡局式注射器。表3.1为注射器的发展历史。

表3.1　注射器的发展历史

时间	发展历史
1841年:皮下注射器	尖端是空心圆形,所以还需用刀切开皮肤,方能注射药物
1853年:针栓注射器	法国人Charles Pravaz设计出针栓注射器,开启了局麻药物注射使用的新时代
1860年:玻璃注射器	可更换不同尺寸的针头,有利于消毒和减少交叉感染的概率
20世纪初:现代注射器原型	为Guido Fischer设计,为现今使用的原型
第一次世界大战期间:卡局式注射器	美国军医Harvey Cook根据枪弹药筒式样,设计出新型的卡局式注射器,随后又经Cook—waite公司改进成回吸式,并一直沿用至今

3.1　卡局式注射系统

卡局式是英文cartridge的音译词。目前,卡局式注射系统(cartridge injection system)在口腔内局部麻醉操作中的应用越来越广泛。麻药制剂为一圆柱形玻璃制剂,圆柱形玻璃安瓿瓶的末端为厚的硅胶活塞,注射器的尖端可刺入其中,在注射中起回抽作用;头部一端为薄的胶乳膜,注射针可通过此膜与麻醉剂相连,制剂内为高度灭菌环境。

此注射系统刺入麻药末端的硅胶活塞的尖头有"矛状"和"海马状"。"矛状"刺头更容易扎入活塞中央,推注麻药时不易侧漏,回抽时也不易脱位;而"海马状"刺头扎入活塞的位置容易偏斜,推注麻药容易侧漏,回抽时容易脱位。此外,注射器头部连接固定注射针的活动部件有"公制"和"英制"两种:"公制"呈两半状,而"英制"中央是个圆孔,两者对应的针头各不相同,使用时需加注意。还有,注射器的回抽检查应该在安装针头之前完成。图3.1为卡局式注射器和麻药硅胶活塞。

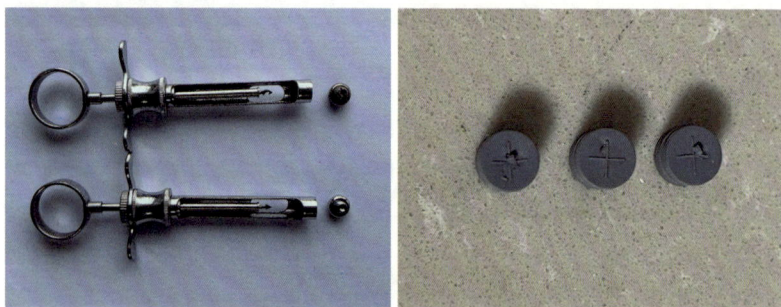

图3.1　卡局式注射器(左)和麻药硅胶活塞(右)

传统上使用的注射器的针头直径为0.8~1.0mm。由于注射针较粗,患者常有较强的疼痛,而卡局式注射系统的注射针的直径为0.3~0.5mm,可以满足不同注射方法的需要。因其针头的直径较常规的注射器小很多,故其可以减轻患者注射麻醉剂时的痛苦。

使用传统注射器注射麻醉剂是以持笔势操作。这样的操作往往容易脱手,还带来不必要的麻烦;而卡局式注射系统的结构比较符合力学原理,推注端的指环使注射麻醉剂时更加平稳,不易滑脱,操作时能更准确地进入注射点。

传统注射器抽取打开的麻醉剂时,往往要使麻药暴露在空气中,这样容易增加药物的污染机会,造成不必要的污染。尤其在抽取滴入肾上腺素的利多卡因麻药时,由于使用了两个传统针筒式注射器,在空气中暴露了两种药物,一次滴注、两次排气、两次抽取,操作复杂且非常容易造成麻药污染。而卡局式注射器的麻醉剂是完全密闭的,用碘伏消毒灭菌后将制剂嵌入注射器,注射针插入制剂内即可使用,整个预备过程相对简单、安全,减少了麻药被污染的机会。

传统的针筒式注射器在推注麻醉剂时,往往由于注射器推注端不好把持,操作时会产生注射速度过快,回抽时经验欠缺的医生感觉困难,或注射麻醉剂的量难以掌握,从而较易造成不良反应或中毒反应的发生,所以使用传统注射器时要求医生的注射压力适度,要求注射速度缓慢平稳,这样才能降低不良反应的发生,并在一定程度上减少患者的注射疼痛。而运用卡局式注射系统注射麻醉剂时,末端指环的固定,加之密封麻药的活塞体积较小,使得制剂内的活塞受压较为均匀恒定,活塞运动较为平稳,麻醉剂注射的速度较为合理且缓慢,因此可以减少因麻醉剂过量、过速而造成的不良反应,以及注射过程中的痛苦。

临床上,使用安瓿瓶剂型的利多卡因含有一定量的羟基苯防腐剂,因此,对羟基苯过敏的患者在注射安瓿瓶剂型的利多卡因时易发生过敏反应。而卡局式剂型的麻醉剂内不含任何羟基苯类防腐剂,适用于一些对羟基苯及含羟基苯物质过敏的患者。

此外,在用传统的针筒式注射器注射麻醉剂前,需要凭经验加入一定量的肾上腺素;因为需要的肾上腺素的量很少,一般使用滴注法,增加了药物污染的概率且存在一定的误差。而卡局式注射系统的制剂分为含肾上腺素血管收缩剂与不含血管收缩剂两类,密封麻醉剂中的血管收缩剂均为严格定量,方便根据需要来选择。

图3.2~图3.9为卡局式注射器的操作流程。

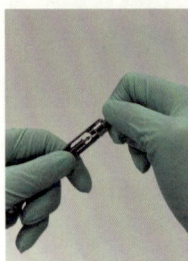

图3.2 医生检查卡
局式注射器的头部

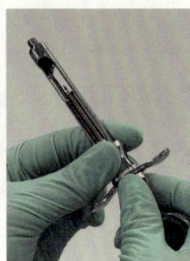

图3.3 医生检查卡
局式注射器的尾部

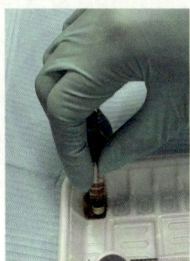

图3.4 护士或
助理对麻药消毒

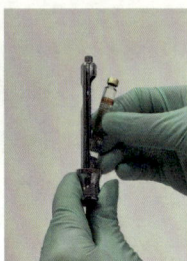

图3.5 医生、护士
或助理安装麻药

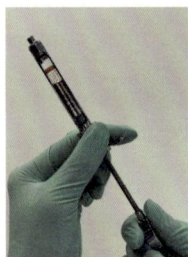

图3.6 医生推
注旋入并检查是
否能够回抽

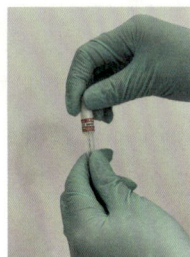

图3.7 护士或助
理检查注射针头

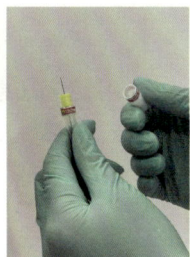

图3.8 护士或助
理旋开注射针头

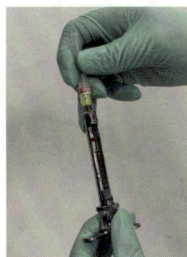

图3.9 护士或
助理旋转安装针
头刺入麻药内

3.2 计算机控制下局部麻醉药传输系统

目前,口腔临床中常用的有三种计算机控制下局部麻醉药传输系统(computer controlled local anesthetic delivery system,CCLADS):the STA(Single Tooth Anesthesia,Milestone Scientific Inc),the comfort control system(CCS)(Dentsply/Professional,York),the Compu Dent/Wand Instrument。

使用传统的手动注射麻药时,疼痛一方面来源于针头刺入机体组织后产生的穿刺痛,但更主要的是由于麻药注射流入产生的体积膨胀挤压的疼痛。而CCLADS通过计算机等设备的设定程序,可以精确控制麻药注射的速率,保证药物的注射速度更加稳定。其采用一种"慢流速"的原理,使麻醉药物注入时的压力低于机体的疼痛阈值,从而达到无痛的效果,使患者感觉更为舒适,麻醉效果更好。此外,CCLADS的动态压力反馈机制,在进行牙周膜注射麻醉时,可帮助医生较精确地定位于牙周韧带,一方面提高了注射的准确性,另一方面也提高了注射后的麻醉效果。近年来,CCLADS在国内逐步得到众多口腔医生的认可,在口腔内麻醉研究中的应用也越来越广泛。

口腔无痛局麻注射仪在牙科口内局部麻醉治疗中的应用十分广泛,几乎包括所有的口腔临床治疗项目。凡是传统注射麻醉方式可应用的领域,无痛局麻注射仪均可应用,特别是在儿童口腔麻醉领域的应用更加突出。近年来的大多数研究表明,与传统注射器注射麻醉相比,口腔无痛局麻注射仪在降低患者的疼痛、增加舒适性方面表现得更出色。一项注射器倾向性研究显示:6例认为2种注射器无区别,20例偏爱CCLADS;30例患儿中有4例偏爱手推式注射器。偏爱CCLADS的患儿表示CCLADS注射时疼痛轻,下颌局部麻醉时无软组织麻木感;偏爱手推式注射器的患儿认为CCLADS的注射时间过长,会感到烦躁不安。

无痛局麻注射仪正因为其可智能控制麻药的流出速率,在注射过程中制剂以恒定速度流出,使药物进入软组织内的速度与吸收兼容药物的速度相近,从而避免机体组织内局部瞬间高压膨胀产生的挤压不适和疼痛。并且,它还能更准确地将麻药注入指定部位,特别在较深部位的神经阻滞麻醉中的应用效果较好,可明显减少注射时的疼痛和患者的恐惧心理。对于口腔医生而言,其操作手柄的大小类似于一支圆珠笔,便于握持和使用;并可使操作者的手指更接近于针头部位,从而更易控制针头方向。在注射过程中,可通过手柄来回旋转,从而避免针头注入时的位置偏斜。

STA注射系统的体积较小,价格较低,性价比较高,其属于计算机控释局部麻醉系统。其通过视频及音频信号提示系统,牙周膜麻醉时的注射压力更小、更准确。STA对麻药注射流速的控制,往往低于患者的疼痛阈值,从而使患者感觉更舒适。牙周膜注射麻醉选用专用手持注射针头,分别于需要麻醉的牙齿唇(颊)/舌(腭)侧近中或远中角作为进针点。在STA模式下,系统通过视频窗口实时提示,当橙色灯亮时,表明针尖到达麻醉的最佳注射位点,同时音频系统会发出声音提示。此外,STA还可监控针尖压力,实时反馈麻醉制剂向牙周组织的渗透情况,防止注射过程中组织内的压力过大。研究表明,常规金属注射器的注射速度不超过1.3mL/min,实施STA-牙周膜内麻醉注射速度可以精确达到0.3mL/min。

图3.10为STA无痛麻醉仪。

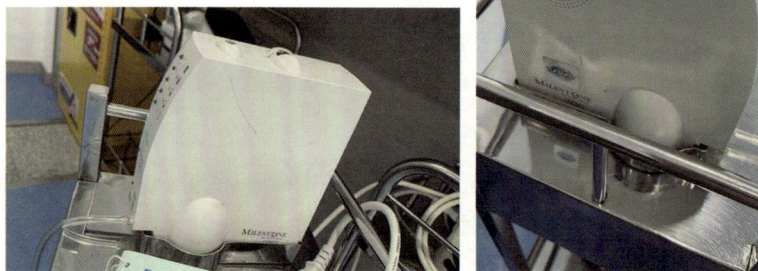

图3.10　STA无痛麻醉仪

3.3 无针喷射注射器——Syrjet Mark II

无针喷射注射器(needle less injector)是一种用于表面麻醉的专门器械,其可容纳标准1.8mL弹筒式的局麻药。在使用过程中,喷出压力可达145.7kPa。在如此大的压力下,这种喷射注射器达到的穿透和浸润效果可接近于针头注射型注射器产生的效果。这种喷射注射技术是将注射器内部的压力作用于细小的喷嘴来产生一股强大的冲击力,从而在不使用注射针头的情况下将液体打入软组织中。其使用简单,几乎不产生疼痛和组织损伤,药物吸收也更快;缺点是麻醉所需的药量较大并且伴有一定的声响。

临床应用主要集中于儿童的口腔治疗、其他类型注射的注射前麻醉、牙周治疗以及颌面外科的术后止痛、术后拆线、组织活检等。

3.4 Vibraject、Dentalvibe、Accupal系统

注射过程中的针刺痛是在麻醉之前发生的,也是多数患者惧怕麻醉及治疗的一个重要因素。早在1965年,Melzack等提出的疼痛门理论认为,神经纤维在受到震动、压力等无害刺激时能够降低对疼痛刺激的敏感性。临床上,一些器械就是利用这一原理通过无害性的振动刺激来缓解患者注射时的疼痛,包括Accupal、Dentalvibe、Vibraject系统。Vibraject系统是在常规注射器上加载一个电池驱动的能产生高频振动的装置,在注射时开启振动功能来发挥作用。国外有研究认为,Vibraject系统可有效降低患者在注射位点的疼痛。Dentalvibe系统仍然采用了振动原理,但振动的模式有所不同,该系统发出的是一种脉冲式振幅不断改变的振动。Accupal系统是专门为腭部注射设计的,其利用振动和压力对腭黏膜进行注射前处理来减轻疼痛。

3.5 骨内麻醉注射系统

骨内麻醉(intraosseous local anesthesia)的原理是将麻药通过在牙齿根部附近注入松质骨中来实现麻醉的。其被应用了近一个世纪,但过去的骨内麻醉技术的创伤性较大,需要在牙龈软组织上翻瓣以获得进入骨皮质的麻醉通道。随着20世纪40年代利多卡因的应用,这种麻醉方法的使用逐渐减少。1975年,国外学者首次使用机钻穿透骨皮质,进行骨内局部麻醉的技术成为以后各种新型骨内局部麻醉技术的奠基石。临床研究进一步发现,对于伴有顽固性根尖周炎或急性牙髓炎患者,常规口腔内麻醉方法往往达不到理想的麻醉效果。这就需要新技术来弥补这个缺陷,骨内麻醉因为可提供快速有效的牙髓麻醉,从而成为一个很好的麻醉方式的补充。

Stabident系统包括1个注射器和钻孔车针。钻孔车针可以穿透黏膜、骨膜和牙槽骨而形成一个细小的麻醉通道,从而避免较大的组织损伤。利用打出的通道,注射针头可轻松地进入牙槽骨中释放麻醉制剂。一般的钻孔部位选择在麻醉牙位的附着龈上,因为附着龈的动度小,且此处的骨皮质很薄,钻孔车针易进入。

X-tip麻醉输送系统的问世弥补了Stabident系统的弱点,即更易找到通道和进针。该系统分为三部分,即打孔钻、可与钻机匹配的导套及超短型针头。在工作过程中,钻机引导套从皮质骨进入松质骨,随即将钻机移除,将导套留在松质骨中。导套的作用是引导针头顺利进入松质骨以注入麻药。X-tip麻醉输送系统解决了Stabident系统穿孔较困难的问题。一项关于Stabident技术与X-tip技术麻醉成功率的对比实验得出:第二前磨牙的麻醉成功率分别为81%和83%,第一磨牙的麻醉成功率均为93%,第二磨牙的麻醉成功率也是95%,且两种方式均在2min内产生麻醉效果,1h后效果逐渐下降。

　　Intraflow系统是一种多合一的系统,可使操作者将形成通道和输入药物一步法完成。该设备的实质是一台配备了注射系统的牙科手机,其工作原理为使用空心钻孔机深入骨内并注射麻药。Intraflow系统是一个整体性骨内注射系统,相当于一个牙用手机和一个注射系统。这就能够使打孔和注射一次性完成而不必分两个步骤,也无须重新定位注射器,因此更为简单方便。这种只需一次就完成的技术特点对于难以直视的区域,比如下颌第二磨牙、某些骨缺失部位等更为方便实用。

　　骨内麻醉最常见的并发症是由注射麻药中的血管收缩剂引起的心动过速。一项关于Stabident技术与X-tip技术的对比实验中,分别有85%和93%的受试者自觉心跳加速。正如国外研究注意到的,患者在注射后几秒钟内心率加速,并在之后的几分钟内保持快速心率,一些研究显示高达90%的患者报告有心动过速的反应。受试者的研究报告也显示在注射单次剂量质量分数为2%的利多卡因联合1∶100000肾上腺素后,患者的心率每分钟增快30次,更有甚者的心率每分钟增快50次。因此,注射前需告知患者可能会出现短暂性心脏刺激,这可以避免患者因为紧张而产生焦虑情绪。骨内注射应对肾上腺素的剂量加以限制,并避免给有严重心脏疾病的患者使用。

　　骨内注射麻醉的起效时间迅速,临床试验证明骨内注射麻醉完成后即可进行牙病治疗,但大量的研究表明,使用含有血管收缩剂的麻药行骨内注射麻醉的患者可出现2～3min的心率加快现象。这是由于骨组织网状结构内含有大量丰富的血管丛,使得血管收缩剂容易被吸收而进入血液循环。甲哌卡因不具有扩张血管的作用,可以不与血管收缩剂合用,使用3%甲哌卡因进行骨内注射麻醉时,患者麻醉前后的心率变化不明显。因此,3%甲哌卡因可适用于无法使用血管收缩剂的患者。

对于下颌后牙不可逆性牙髓炎,临床上一般采用注射器麻醉下牙槽神经,但麻醉有一定的失败率,甚至患者自觉下唇麻木但牙髓仍有活力,开髓治疗时患者仍有痛感。这是由于有些下颌后牙除有下牙槽神经支配外,可能还有其他侧支神经支配。国外有研究对80名患者的下颌后牙进行下牙槽神经的阻滞麻醉,其中,第二前磨牙的失败率为40%,第一磨牙的失败率为29%,第二磨牙的失败率为26%,而骨内注射麻醉能有效地使传统方法无法麻醉的下颌后牙牙髓获得完全麻醉。另一个的国外研究比较了单纯使用下牙槽阻滞麻醉与下牙槽阻滞麻醉加骨内注射麻醉下颌第一磨牙的效果发现,单纯使用下牙槽阻滞麻醉的成功率为81%,而下牙槽神经阻滞麻醉加用骨内注射麻醉的成功率可达100%,两者统计学上有显著性的差异。因此,骨内注射麻醉能够解决传统下牙槽阻滞麻醉失败的患牙,从而提高麻醉成功率,使得患者能在无痛下完成相应的治疗。

3.6　手推麻醉注射器与无痛麻醉注射仪的对比研究

有学者对90例急性牙髓炎行下牙槽神经阻滞麻醉失败的病例进行了研究,患者的年龄为18～52岁,平均为28岁。常规组采用手推式加压牙周膜麻醉,麻醉药为2%利多卡因,对于单根牙取颊侧中点为注射点;对于多根牙,取近颊、远颊两个注射点。在患者的耐受范围内注射麻药,每个位点不超过0.7mL。实验组1使用美国Milestone公司生产的The Wand无痛局麻注射仪行牙周膜注射麻醉,麻药为2%利多卡因。实验组2使用The Wand无痛局麻注射仪进行牙周膜注射麻醉,麻药为4%阿替卡因。研究结果显示,应用无痛局麻注射仪进行牙周膜麻醉时,注射时的疼痛程度明显小于手推式加压麻醉法,且在牙髓治疗时的麻醉效果上两者无明显差别。此外,无痛麻醉治疗仪的成功率高于手推式麻醉注射器。

有实验对需局部麻醉行充填、根管治疗术或拔除的4~8岁患儿进行了研究,共有34名儿童,其中,男孩19名,女孩15名,平均年龄为(5.62±1.19)岁。比较使用CCLADS行上牙槽中神经局部麻醉与使用传统金属手推注射器进行的颊侧浸润麻醉的注射疼痛程度和麻醉效果。结果显示,CCLADS的麻醉进针和注射疼痛显著低于手推注射器的进针疼痛与注射疼痛;但手推注射器的麻药的注射时间比CCLADS的要短得多,分别为(63.6±22.6)s和(136.6±12.4)s。

第4章 表面麻醉

4.1 定　义

表面麻醉是将局麻药物涂布或喷射于术区皮肤或黏膜表面,使其被吸收而致末梢神经麻痹,从而达到镇痛的麻醉效果。有专家对比中美口腔的临床服务,发现我国口腔治疗中对表面麻醉的应用远少于美国。表面麻醉无须注射,不会给患者带来注射痛苦以及与之相关的注射牙科焦虑等问题。表面麻醉通常只能麻醉表面2~3mm厚的软组织,但其深部组织的麻醉效果微乎其微。

4.2　常用的药物

常用的药物为1%~2%地卡因、苯佐卡因、利多卡因、复方利多卡因乳膏(EMLA)以及牙周治疗专用的Oraqix。地卡因的毒性较大,是普鲁卡因的10倍左右。相对而言,利多卡因的麻醉效果较好、毒性较低,其胶浆是淡黄色的黏稠液体,流动性良好,主要成分为盐酸利多卡因,有较强的组织穿透性和扩散性,可用作表面麻醉。在临床上,其多用于上消化道内窥镜来检查消化道黏膜的表面麻醉。牙周病治疗专用的Oraqix是Dentsply公司2005年研发的新型麻药,是一种利多卡因与丙胺卡因各占2.5%的凝胶。在牙周袋内注入利多卡因胶浆进行局部麻醉,麻醉牙周袋内壁和牙周膜的神经末梢,从而减少患者在龈下刮治及根面平整术中的痛苦。作为一种无须注射的龈下麻药,使用专门配套器械在牙周刮治术和根面平整术中,即可用于牙周袋内的麻醉。在室温状态下其呈乳状,可轻松进入牙周袋内,一旦升至体温,其就会变为凝胶状,使其保持在袋内发挥作用。使用后约30s开始起效,持续约20min,并可追加麻药量至5支。

表面麻醉适用于注射前麻醉;松动牙或乳牙拔除;对表浅的脓肿切开引流;对口腔后部及咽喉敏感部位检查;种植时愈合基台、修复基台安装以及临时的冠塑性;口腔溃疡的止痛;佩戴正畸矫正器的牙龈软组织疼痛;牙周洁治;恒牙或智齿萌出的止痛等。

4.3 用 法

表面麻醉的用法:首先用纱布或棉球擦干麻醉区域,并进行必要的隔湿,用棉签蘸取适量的麻药在局部反复涂抹并按压约1min。其关键点在于保持黏膜干燥,以避免麻药被唾液稀释及麻药给患者带来的苦涩的味觉不适。小儿应用该方法时,注意防止唇、颊、舌麻木而出现的咬伤。涂布氯乙烷等可使局部迅速散热,温度骤降,镇痛以达到麻醉的效果,称之为冷冻麻醉,其是表面麻醉的特殊类型,仅用于黏膜下浅表脓肿的切开引流或乳牙拔除。

第5章　浸润麻醉

　　局部浸润麻醉是口腔临床工作中最常用的麻醉方法之一。浸润麻醉的注射方式简单方便,针刺的深度较浅,远离重要的血管丛、神经干。此外,浸润麻醉的用药量仅是阻滞麻醉的50%左右。

　　浸润麻醉是将局麻药物注射到邻近治疗的区域,通过药物扩散,作用于感觉神经末梢,以阻止痛觉冲动的传导,从而产生镇痛的麻醉效果。除下颌第三磨牙外,对于义齿修复中活髓牙的牙体预备,牙体牙髓病的治疗以及正畸牙或患牙的拔除,绝大多数可通过浸润麻醉达到局部麻醉的目的。下颌骨质致密且牙位越靠后颊侧,骨壁越厚,较致密的骨皮质使麻药不能有效地扩散至牙槽骨中,所以,下颌后牙区的浸润麻醉主要作为增强麻醉效果来使用。

　　局部浸润麻醉的操作简便,在牙齿相对应的颊侧前庭沟黏膜处施行骨膜上浸润麻醉,麻醉效果好,麻醉并发症的发生率低。应注意,在牙齿相对应的颊侧前庭沟黏膜处施行浸润麻醉的同时,需增加对患牙的舌侧或腭侧牙龈行浸润麻醉。

5.1　皮丘注射法

　　在黏膜下注射少量的药物而形成小的"鱼泡状"皮丘,然后再由浅至深分层注射至手术区域,使局麻药扩散至神经末梢,产生麻醉效果。同时,由于局麻药注入后软组织的张力增大,可使术区的毛细血管渗血显著减少,术野清晰,便于组织分离。图5.1为皮丘注射法。

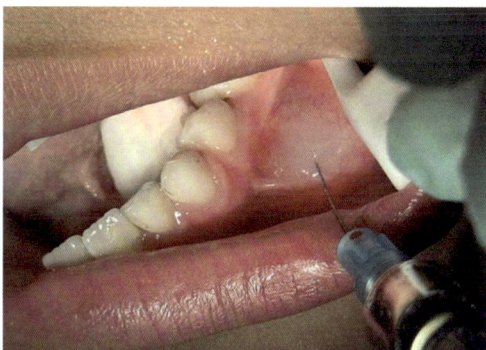

图5.1　皮丘注射法

5.2　骨膜上浸润法

将局麻药注射到牙根尖部位的骨膜浅面,主要用于上颌及下颌前部的牙齿及牙槽突手术。局麻药通过骨膜,经小孔进入颌骨以麻醉牙神经丛。

具体方法是在唇颊侧或舌腭侧,距龈缘约1cm,相当于根尖部的牙龈进针,针头与黏膜呈45°,进入黏膜下、骨膜上注射药物0.5～2.0mL。为避免针头刺入骨膜下而引起疼痛和局部反应,可在针头抵达骨面后退针0.2cm左右再注入麻药,一般在2～4min内显效。

5.2.1　唇(颊)侧浸润麻醉

从患牙相应的根尖部组织处刺入黏膜下注射药液0.2mL,以形成针头前方的"麻醉通道"。5s后再缓慢向前推进,针头斜面朝向骨面,针头与黏膜呈45°,针头抵达骨膜,推注麻药1.0～1.5mL。具体见图5.2～图5.5。

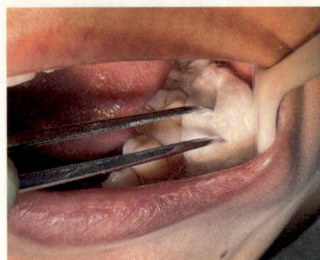

图5.2　颊侧骨膜上浸润麻醉:干燥　　　图5.3　颊侧骨膜上浸润麻醉:隔湿

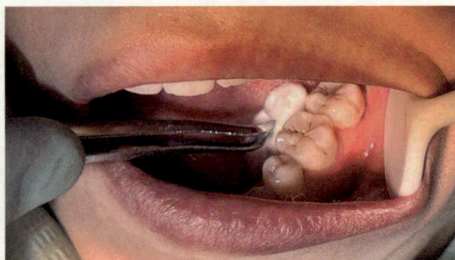

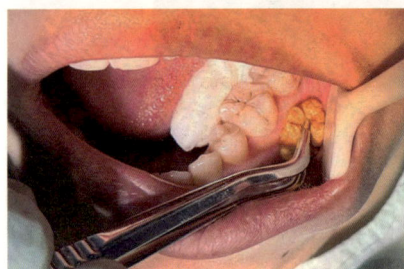

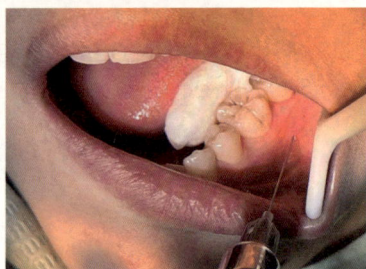

图5.4　颊侧骨膜上浸润麻醉:消毒　　　图5.5　颊侧骨膜上浸润麻醉:进针点

5.2.2　舌(腭)侧浸润麻醉

　　对舌(腭)部注射时通常疼痛明显,这主要是因为舌(腭)部的黏膜与其下方的骨膜结合较不紧密,且布满丰富的神经纤维,注射时黏骨膜分离而导致疼痛明显。在行舌(腭)侧浸润麻醉时,针尖斜面平行于骨面,针头与骨面呈45°,于舌(腭)龈缘0.5~1.0cm为针刺点,直达骨面后注射药液为0.5mL。注射时可用无菌棉签按压注射点的附近,防止产生黏骨膜分离。

5.2.3　研究进展

　　有研究评价了注射利多卡因和阿替卡因对下颌第一磨牙的麻醉效果,发现下颌第一磨牙阿替卡因浸润麻醉的成功率显著高于利多卡因浸润麻醉的成功率。此外,国外还有研究对拔牙患者仅用阿替卡因做上颌颊侧前庭沟浸润麻醉,麻醉的有效率可达96.8%,与加注腭侧麻醉无显著性的差异;并且,等剂量的阿替卡因颊侧浸润麻醉和颊舌两侧浸润麻醉对下颌第一磨牙麻醉的效果无显著性的差异;另外,无牙周组织破坏的患牙拔除的麻醉成功率高于牙周炎患牙拔除的麻醉成功率。

国内有学者对28名患者(男12名,女16名,年龄18～43岁,平均年龄27.4岁)行双侧上颌智齿拔除的麻醉研究,实验侧颊侧近龈颊沟处黏膜下注射1.5mL阿替卡因注射液;对照侧除颊侧浸润麻醉外,腭侧还加注0.5mL阿替卡因注射液。结果显示,在不加腭侧麻醉仅颊侧阿替卡因注射液的颊侧浸润麻醉下,也能顺利完成上颌智齿的拔除。目前,其具体机制并不明确,可能原因有上颌第三磨牙区牙槽骨的骨质相对薄弱和疏松,有利于麻醉药物的渗透;上颌第三磨牙拔除术相对来说比较简单,通常几秒钟就能完成拔牙。此外,相比利多卡因而言,阿替卡因具有较强的渗透作用,可产生舌(腭)侧软组织的麻醉效应。至于牙周病患牙麻醉效果不佳的原因,可能是需浸润麻醉的软硬组织区域存在炎症反应,其酸性微环境被破坏、阻止或/和中和了麻药的麻醉效果。

5.3 骨膜下浸润法

在拟麻醉牙的唇(颊)侧前庭沟黏膜进针,针的方向与牙长轴一致,针尖的斜面背着骨面,触抵骨面后,进针0.2cm左右。此时,针尖有卡抱感,回抽无血注射约0.5～2.0mL的麻药。该浸润麻醉方法的麻醉效果较好,但注射前和麻醉后比较疼痛。

图5.6为口腔黏膜的组织结构。

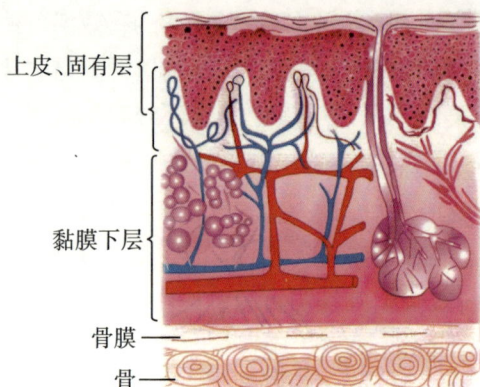

图 5.6　口腔黏膜的组织结构由上皮和固有层构成。上皮借基底膜与固有层相连，部分黏膜深部还有黏膜下层，黏膜下层为骨膜

5.4　下颌第三磨牙阿替卡因多点浸润法

　　下颌第三磨牙即智齿的拔除通常是在下牙槽神经阻滞麻醉和颊舌侧浸润麻醉下完成，但下牙槽神经阻滞麻醉注射较为复杂且具有一定的风险，一些口腔医学生或口腔医生不能很好地熟练掌握这些。

　　对此，依据阿替卡因注射液的强大渗透性以及下颌磨牙后区的组织结构的特点，提出了阿替卡因多点浸润法麻醉下颌第三磨牙的注射方式。该方式简单易行，具有一定的麻醉效果，其成功的关键在于适应证的选择，即评估后易简单拔除的智齿，以及麻药至少1.7mL和注射后需等待5min以上麻醉起效。

5.4.1　麻醉成功的依据

　　国外多名学者先后发现：在下颌第三磨牙阻生齿的拔除中，采用阿替卡因多点浸润注射麻醉（包括颊、舌和其远中侧）可分别获得94.7%和87.3%的完全显效率；而失败或麻醉不良病例均为低位阻生、复杂智齿或需要较长时间拔出的第三磨牙。

下颌后牙区牙槽突上方1～2mm的区域较为薄弱,磨牙后三角区有疏松密集的营养孔,而此处浸润的阿替卡因也可能通过扩散作用快速到达下颌孔的部位;此外,该后牙区的黏膜较厚,软组织的体积较大,能够吸纳更多的麻药;再则,舌侧黏膜较为表浅,神经附着的位置不深,直接在此部位注射麻药,均能达到较好的麻醉效果;最后,在该区域,一般来说牙周袋较深,较大量、渗透性较强的阿替卡因可以浸润到牙周膜中乃至根尖部,从而达到下颌第三磨牙拔除需要的麻醉要求。

5.4.2 具体的注射方法

在第三磨牙颊侧龈缘下3～4mm处刺入,行黏膜下浸润,于骨面上注射麻药总计约0.5mL阿替卡因,直至牙龈完全发白;再于磨牙的后三角区浸润,先于第三磨牙远中行黏膜下浸润麻醉注射0.2mL阿替卡因,继而刺入磨牙后三角区直达骨面,在内外斜线之间区域的骨膜上注入约0.5mL阿替卡因;最后是舌神经表浅浸润麻醉,于阻生齿内侧舌神经浅表投影处刺入黏膜,注射约0.5mL阿替卡因。对预计牙髓麻醉效果较差的患者,需要提前或者术中补加下颌第三磨牙的牙周膜麻醉,剂量大约为0.4mL。

图5.7～图5.12为下颌第三磨牙阿替卡因多点麻醉的各种情况。

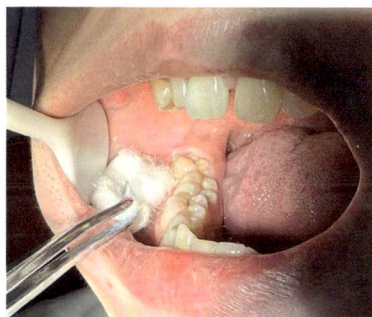

图5.7 下颌第三磨牙阿替
卡因多点麻醉:干燥

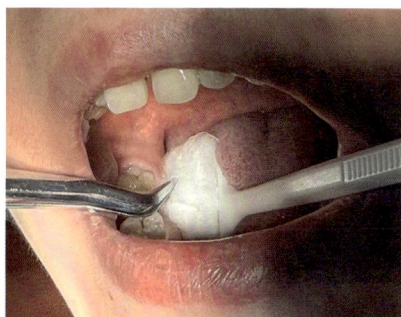

图5.8 下颌第三磨牙阿
替卡因多点麻醉:隔湿

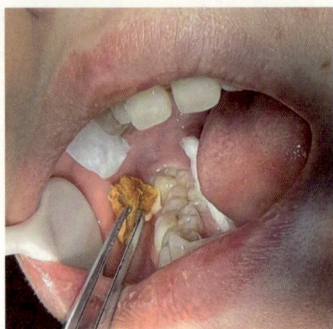

图 5.9　下颌第三磨牙阿替
卡因多点麻醉:消毒

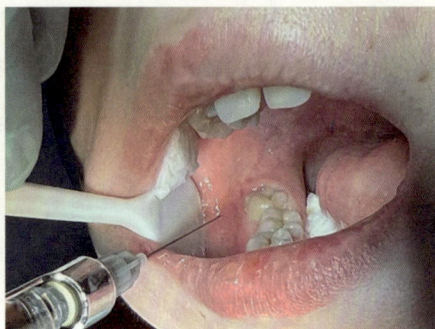

图 5.10　下颌第三磨牙阿替卡因多点
麻醉:颊侧进针点

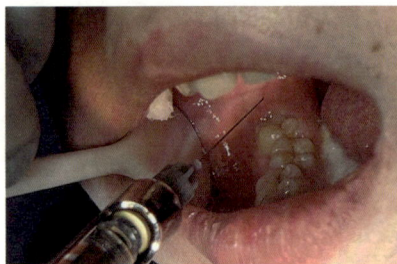

图 5.11　下颌第三磨牙阿替卡因
多点麻醉:远中进针点

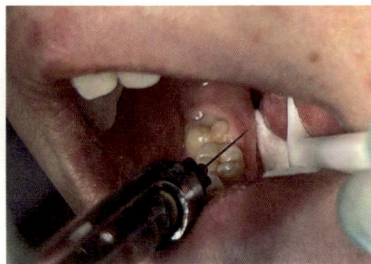

图 5.12　下颌第三磨牙阿替
卡因多点麻醉:舌侧进针点

5.5　牙体的长度与近远中的倾斜度

　　浸润麻醉效果与牙体长度、牙根长度、牙体近远中的倾斜度密切相关。在浸润麻醉的过程中,还需要注意牙根的长度、牙体长轴的倾斜度。在浸润麻醉时,需结合口腔解剖生理,拍摄 X 片,注射进针点尽量位于牙根部,尤其前牙牙体长轴,如尖牙倾斜度较大时更要考虑与牙体长轴平行。

　　在口内局部麻醉的过程中,医生需要对每个牙的长度、倾斜度的数值有一个清晰的认识和了解,以达到最佳的麻醉效果。

上颌中切牙长度22.8mm、冠长11.5mm、根长11.3mm、远中倾斜度5°,侧切牙长度21.5mm、冠长10.1mm、根长11.5mm、远中倾斜度9°,尖牙长度25.2mm、冠长11.0mm、根长14.2mm、远中倾斜度11°,第一前磨牙长度20.5mm、冠长8.5mm、根长12.1mm、远中倾斜度2°,第二前磨牙长度20.5mm、冠长7.8mm、根长12.7mm、远中倾斜度2°,第一磨牙长度19.7mm、冠长7.3mm、根长12.4mm、远中倾斜度0°,第二磨牙长度19.3mm、冠长7.4mm、根长11.9mm、远中倾斜度0°,第三磨牙长度17.9mm、冠长7.3mm、根长10.6mm、远中倾斜度各异。

下颌中切牙长度19.9mm、冠长9.0mm、根长10.7mm、远中倾斜度2°,侧切牙长度21.0mm、冠长9.5mm、根长11.5mm、远中倾斜度2°,尖牙长度24.6mm、冠长11.1mm、根长13.5mm、远中倾斜度5°,第一前磨牙长度20.9mm、冠长8.7mm、根长12.3mm、远中倾斜度2°,第二前磨牙长度20.5mm、冠长7.9mm、根长12.6mm、远中倾斜度2°,第一磨牙长度20.5mm、冠长7.9mm、根长12.6mm、远中倾斜度0°,第二磨牙长度19.1mm、冠长7.6mm、根长12.3mm、远中倾斜度0°,第三磨牙长度18.0mm、冠长7.1mm、根长12.9mm、远中倾斜度各异。

图5.13为前牙(尖牙)进针方向与牙体倾斜度。

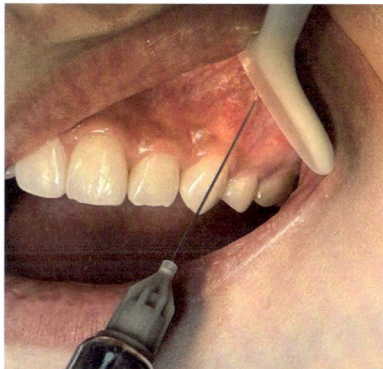

图5.13 前牙(尖牙)进针方向与牙体倾斜度

5.6 浸润麻醉的经验总结

从口腔黏膜的结构而言,皮丘注射法可以认为是"黏膜上皮/固有层内注射",由于黏膜柔软较薄且张力小并有毛细血管无知名神经分支,注射的疼痛较轻,出血较少,麻药进入软组织呈现"鱼泡状"或"水泡状";骨膜上的浸润麻醉可以认为是"黏膜下层内注射",黏膜下层组织较为致密并有细小的血管和神经分支,注射疼痛较重,麻药进入软组织呈现"苍白状",回抽可出血;骨膜下浸润麻醉可以认为是"骨膜下注射",由于骨膜紧密附着于皮质骨表面,注射压力大,软组织变白不明显,但麻药的进入可导致骨膜的撕裂和撑开,往往出现剧烈疼痛,此时的回抽出血并不多见。

从唇(颊)、舌(腭)侧组织分析,根据麻醉的强度和时间小、中、大的要求,黏膜疏松的上颌唇(颊)侧分别采用皮丘注射法、骨膜上注射法、骨膜下注射法,而黏膜致密的上颌舌(腭)侧采用骨膜上注射法。下颌唇(颊)侧黏膜的疏松度尚可,根据麻醉的强度和时间小、中、大的要求,分别采用皮丘注射法、骨膜上注射法、骨膜下注射法,而下颌舌侧黏膜与口底相连,骨膜较薄,附着不是非常紧密,加之舌头的活动以及疼痛敏感和患者的恐惧,行骨膜下麻醉时容易把麻药注入口底从而带来危险和不适,因此,下颌舌侧采用皮丘注射法。

从临床工作的实际出发,缓解患者对麻醉注射的恐惧心理或乳牙的拔除多采用皮丘注射法,拔牙多采用骨膜下麻醉法,牙体制备、牙周病治疗多采用骨膜上麻醉法;同时,根据实际情况和需要出发,可以两两组合或三种方式一起使用。

比如种植牙手术时,二期不翻瓣放置愈合基台选择骨膜上麻醉,一期翻瓣种植手术时选择骨膜上麻醉和骨膜下麻醉两两组合;

智齿拔除时,上颌颊、腭侧选择骨膜上麻醉;下颌采用舌侧皮丘注射法,颊侧及远中骨膜上麻醉和骨膜下麻醉三者共同组合。此外,半厚瓣的制备选择含肾上腺素麻药的骨膜上麻醉,全厚瓣的制备选择不含肾上腺素麻药的骨膜下麻醉,游离瓣膜的转移选择不含肾上腺素麻药的骨膜下麻醉,带蒂瓣膜的转移选择不含肾上腺素麻药的骨膜上麻醉加骨膜下麻醉,上颌腭侧的浸润麻醉也不建议使用含肾上腺素麻药行骨膜下麻醉。

第6章 阻滞麻醉

口腔内阻滞麻醉是将局麻药注射到神经干或其主要分支附近，进而阻断神经末梢传入的刺激，使被阻滞的神经分布区域产生麻醉效果。使用此法的麻醉区域宽泛，并可避免多次注射带来的疼痛。阻滞麻醉药物的使用剂量较小，麻醉的维持时间较长。由于可以远离病变处进行注射，其对感染病例和整形手术尤其适用。

常用的阻滞麻醉方法主要有：上牙槽后神经阻滞麻醉，腭前神经阻滞麻醉，鼻腭神经阻滞麻醉，下牙槽神经阻滞麻醉，颊舌神经阻滞麻醉。

阻滞麻醉时首先要熟悉口腔颌面部软硬组织的局部解剖，掌握注射标志及其有关的解剖结构关系；其次，由于注射深度较大，所以要注意严格执行无菌操作，避免将污染带入深层组织而引起感染；此外，注射麻药前必须回吸检查有无出血，如有出血，应改变进针的方向，直至无回血时方能注射麻药。

6.1 上牙槽后神经阻滞麻醉

上牙槽后神经阻滞麻醉又称上颌结节注射法，是将麻醉药物注射于上颌结节后外方麻醉上牙槽后神经，为临床上常用的口内注射法。

6.1.1　上牙槽后神经阻滞麻醉的操作要点

　　进针点为上颌第二磨牙远中颊根部的口腔前庭沟处,如上颌磨牙缺失可在颧牙槽嵴的前庭沟处进行注射,未萌出第二磨牙的儿童则以第一磨牙远中颊根部口腔前庭沟为参照。上牙槽后神经阻滞麻醉时口腔医生位于患者9点钟的方位,患者取坐位头稍后仰,上颌牙合平面与地面呈45°。半张口状态下用口镜将口角向后上方牵开,当右侧注射时,患者的头略微偏向左侧;左侧注射时,患者的头略微偏向右侧,以方便显露注射点。针头与上磨牙长轴呈45°,向后方刺入达骨面,同时将注射器向同侧口角方向转动,沿上颌结节外后面的弧形表面向上、后、内进针约2cm。回抽无血后注入麻药1.5~2.0mL。注意针尖不宜刺入过深,否则可能刺破上颌结节后方的翼静脉丛而引起血肿。麻醉区域:除第一磨牙颊侧近中根外的同侧磨牙、牙槽突及其颊侧的牙周膜、骨膜、龈黏膜。拔除第一磨牙时,由于其近中根为上牙槽中神经支配,因此尚需在相应部位颊侧黏膜行浸润麻醉。

　　图6.1~图6.4为对应的操作图示。

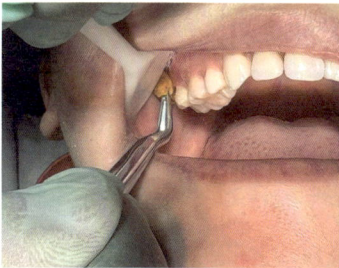

图6.1　上牙槽后神经阻滞麻醉:干燥、隔湿、消毒

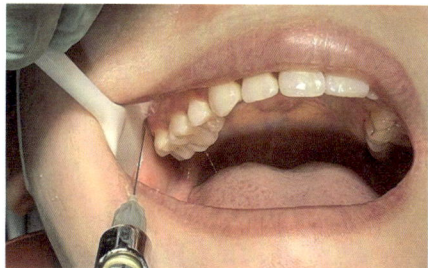

图6.2　上牙槽后神经阻滞麻醉:向上进针

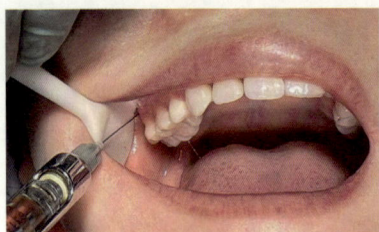

图6.3 上牙槽后神经阻
滞麻醉：向后进针

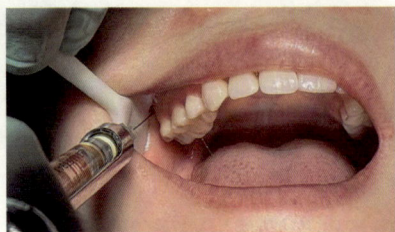

图6.4 上牙槽后神经阻滞麻醉：
向内进针

6.1.2 血肿发生的基础

血肿的发生是由于注射针刺破上颌翼静脉丛所致，一般左侧多于右侧，其原因可能是左侧口角牵拉不如右侧方便，视线没有右侧良好，向内进针的方向不够彻底。此外，通常大多数人的右侧软组织比左侧肥厚，左侧进针的深度易大于2cm等。翼丛位于颞下窝内，相当于上颌结节后上方处，分布于颞肌和翼内外肌之间，并且不随上牙槽后神经及伴随动脉进入上颌牙槽孔。也就是说注射针尖在上颌结节后上方骨膜下或骨膜上，只要不进入肌束之间，一般是碰不到翼丛的。若想注射针不伤及翼丛，必须满足4个条件：注射方向必须向上后内；注射深度不超过2cm；针尖斜面紧贴骨膜；注射针必须与上颌骨后面弧度相协调，带有弧度。

传统的注射方法多采用5号直针头，以上颌第二磨牙远中颊侧根部的口腔前庭作进针点，注射针与上颌牙长轴呈45°，向上后内方刺入深约2cm，回抽无血，即可注射麻醉药液1.5～2.0mL。由于注射针为直针头，存在以下的不足：①当注射针的深度到达有效区域时，针尖已越过上颌结节上方弧面而进入肌组织间，有可能伤及翼丛。②当做回抽无血动作时，注射器会发生摆动，针尖斜面会产生水平方向的"切割"动作，有可能划伤翼丛。③对向上向后的进针方向好把握，但对向内方向有时会随患者对口颊部牵拉配合程度的差异出现偏差，不能做到紧贴骨膜而直接进入颞下窝肌组织中，从而损伤翼丛。如果再加上深度不当、针尖带钩、反复穿刺等情况，极易损伤翼丛，从而产生血肿。

6.1.3　弯针头在上牙槽后神经阻滞麻醉中的应用

临床工作中拔除上颌磨牙时需要对其支配的上牙槽后神经进行阻滞麻醉，一般采用上颌结节注射法（口内注射法）。最困扰的并发症是翼丛的血肿，即在注射麻醉药液几分钟内显现面颊部的肿块，数日后变成黄紫色，约2周后逐渐消退，许多患者在心理上不能接受。

有学者对743例患者的上颌磨牙麻醉进行研究分析，女性298例，男性445例，平均年龄为50.2岁。拔除阻生牙118例，折裂牙157例，残根残冠468例，牙周病松动患牙未被计入其内。使用一次性5mL容量注射器，配备5号针头，针尖斜面30°，针头直径0.5mm，针头长度36mm。局麻药为含肾上腺素的2%利多卡因。对照组采用直针头常规上颌结节注射法；实验组制备弯针头进行注射：用一次性镊子弯曲部后方夹住注射针1/2处，向针尖斜面方向作滑行弯曲，弯曲弧度为25°～30°；向上颌的第二磨牙远中前庭移行部刺入，注射针的弯曲方向朝向骨面，向上后的进针深度为注射针长度的1/2，即18mm，注射药液1.5mL。

麻醉效果的评定如下：

·麻醉效果完全：无痛。

·麻醉效果不完全：有痛，需加注麻药。

·麻醉并发症——血肿：有，出现血肿；无，未出现血肿。

·感染：有，注射后1～5天局部出现红肿热痛，张口受阻；无，无症状。

· 注射针折断：有，发生针头折断；无，无折断。

研究结果显示：实验组即弯针头注射组的麻醉效果与对照组相似，但无1例血肿发生；对照组出现6例血肿，在注射时均回抽无血、未发现针尖带钩，血肿的发生可能与注射深度及向内角度的把握不当有关。

国内学者设计的用于上牙槽后神经阻滞麻醉的弯针头有如下特点：①针头1/2，即18mm，深度容易把握，进针的深度不会太深。②只要掌握向上向后两个方向便可，向内方向自然生成。③注射针呈25°～30°，与上颌骨后面形态相协调。④进针过程中针尖斜面朝向骨面，能够做到紧贴骨膜；另外当做回抽无血动作时，注射针在组织内有弯曲，存在力矩，不会产生转动，针尖斜面不会产生"切割"效应。从实验组和对照组血肿发生的情况看，实验组的发生率为0，而对照组为1.63%，有统计学意义，证明了弯制注射针在上牙槽后神经阻滞麻醉中有防止血肿发生的作用。

6.2 下牙槽神经阻滞麻醉

下牙槽神经阻滞麻醉是将麻药注射到翼下颌间隙内、下颌小舌上方，麻醉下牙槽神经（inferior alveolar nerve block anesthesia，IANB），也称翼下颌注射法。

6.2.1 常用的口内注射法

将麻醉药注射于翼下颌间隙内。该区域的后界为腮腺，外界为下颌支，内侧界及下界为翼内肌，上界为翼外肌，前界为咬肌。进针点为颊脂垫尖端，翼下颌皱襞中点外侧3～4mm；无牙患者为上下颌牙槽突相距的中点线与翼下颌皱襞外侧3～4mm交点处。注射方法：医生位于患者的9点钟方向；患者取坐位，大张口，下牙与地面平行；将注射器放在对侧口角第一、第二双尖牙之间，与中线呈45°；牵拉开下唇使针筒高于下颌牙平面1cm,并与之平行;进针2.0～2.5cm触及骨面即可达下牙槽神经沟;回抽无血,注入麻药1.0～1.5mL。

在此,需要注意一个解剖关系:翼下颌皱襞为延伸于上颌结节后内方与磨牙后垫后方之间的黏膜皱襞,其深面为翼下颌韧带所衬托,一般情况下无法在口内直视到翼下颌韧带。

图6.5～图6.8为相应的操作图示。

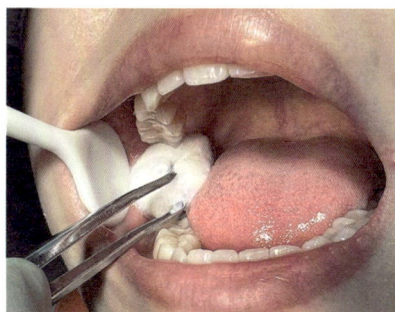

图6.5　下牙槽神经阻滞麻醉:
　　　　干燥、隔湿

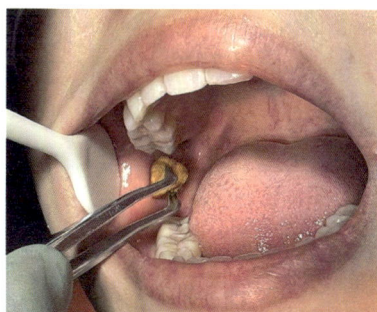

图6.6　下牙槽神经阻滞麻醉:
　　　　消毒

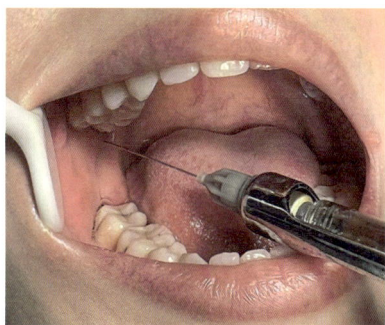

图6.7　下牙槽神经阻滞麻醉:
　　　　进针点

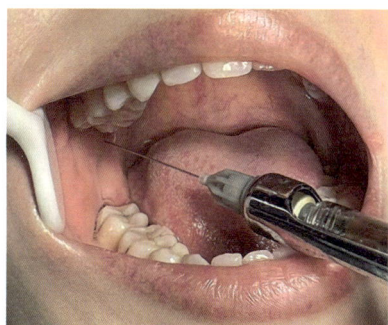

图6.8　下牙槽神经阻滞麻醉:
　　　　进针点

6.2.2　注意要点

（1）下颌升支的宽度越大，下颌孔到升支前缘的距离越大，进针深度应随之增加。

（2）下颌骨弓越宽，针筒应尽量向对侧磨牙区后靠，以避开下颌骨内斜嵴的阻挡。

（3）下颌角的角度越大，下颌孔的位置相应变高，进针应适当调整。

（4）进针点的位置偏口外即颊脂垫尖近中，会受到下颌小舌阻挡而出现进针深度浅，不到2cm就触及骨壁，进针点的位置应适当调整。

（5）进针点的位置偏口内即颊脂垫尖远中，会出现进针深度超过2.5cm仍不能触及骨壁，甚至越过下颌升支后缘，进针点的位置应适当调整。

（6）进针点的位置偏上或注射针筒高于合平面超过1.0cm，即颊脂垫尖上方，会出现进针深度超过2.5cm仍未触及骨壁，可能越过乙状切迹，进针点或注射针筒的位置应适当调整。

（7）进针点的位置偏下或者注射针低于合平面，即颊脂垫尖下方，注射位点位于下颌小舌下方，进针点或注射针筒的位置应适当调整。

（8）进针角度大大小于45°时，会出现进针深度超过2.5cm仍然不能触及骨壁，此时如果继续进针，可能越过下颌升支后缘穿出口外；应该相应调整进针角度。

（9）进针角度远远大于45°时，会出现进针深度不到2.0cm就触及下颌升支前缘；此时，注射的麻药可能进入咬肌间隙，应该相应调整进针角度。

（10）注射时应全面考虑：

a.进针点是否位于颊脂垫尖或翼下颌皱襞中点外侧3～4mm；

b.进针方向即角度是否与中线呈45°；

c.针筒位置是否在下颌第一、第二前磨牙位置；

d.注射针（而不是针筒）是否平行并高于下颌合平面1.0cm关系；

e.进针深度是否适宜？适宜的为2.0～2.5cm处触及骨壁。

6.2.3　麻醉区域

下牙槽神经阻滞麻醉是最典型的阻滞麻醉，也是下颌麻醉最常见的方式。它可以同时麻醉同侧到中线的全部牙齿和牙槽骨、前磨牙之前的颊侧牙龈，即同侧下颌骨、下颌牙、牙周膜、双尖牙至中切牙唇侧牙龈、黏膜及下唇部。由于麻药浸润渗透，随着麻醉时间的延长，颊神经和舌神经分布的区域也有麻感。

6.2.4　舌神经麻醉

注射方法：下牙槽神经阻滞麻醉注射后，将针退出1.0cm，注射麻药0.5～1.0mL；或边退针边注射麻药，直至黏膜下。麻醉区域：同侧下颌舌侧牙龈、黏膜、口底黏膜及舌前2/3。

6.2.5　颊神经阻滞麻醉

注射方法：下牙槽神经阻滞麻醉注射后，将针退至肌层、黏膜下注药0.5～1.0mL。麻醉区域：同侧下颌磨牙颊侧牙龈、黏膜，颊部黏膜、肌和皮肤。

6.2.6　上、下牙槽神经麻醉区域的异位研究

（1）拔上颌智齿需追加下牙槽神经阻滞麻醉

37岁女性患者有右上8残根拔除。抽取2%普鲁卡因4mL注射

液行上牙槽后神经阻滞麻醉,回抽无血后注射麻药约3mL,同时再于右侧腭大孔注射麻药约1mL。约5min后检查:腭侧牙龈已无痛感,颊侧牙龈分离时尚有痛感。医生认为患者将触觉误为痛觉,即用牙挺试之,痛不能忍受,并诉上牙不麻,但感到右下唇部及舌尖部有麻木肿大之感觉。疑为患者叙述不清,再观察约5min,仍为上述症状。考虑到患者对普鲁卡因的敏感性差异,另取2%利多卡因稀释液4mL,以上述同样方法注射行右上牙槽神经阻滞麻醉。5min后再次拔牙时仍有痛感,同侧舌尖及下唇麻木肿大更甚,再观察5min,仍为上述同样的感觉,牙挺试之不能忍受。

研究者设想:既然注射上牙槽神经而麻醉区域为下牙槽神经所分布的区域,是否存在注射下牙槽神经有麻醉上牙槽神经麻醉区域的可能?抽取2%普鲁卡因液4mL于右侧翼下颌皱襞外侧行右下牙槽神经麻醉,注射液体约3mL。待5min后,分离牙龈无痛,顺利用牙挺拔除残冠。

(2)拔下颌阻生齿需追加上牙槽后神经阻滞麻醉

34岁男性患者,要求拔除左下8低位智齿。用2%利多卡因5mL行下牙槽神经阻滞麻醉术及颊前庭区局部麻醉术。用力时患者顿感疼痛难忍,不予配合。遂追加上牙槽后神经阻滞麻醉术,稍后在近中颊部支点处再次用力,患者无疼痛症状,顺利拔除。研究者推测颊神经可被上牙槽后神经的分支所代替。

6.2.7　麻醉失败的原因

即使是健康的牙髓,常规的IANB也会有镇痛不全。曾经有学者称与一般患者相比,不可逆性牙髓炎患者的IANB的失败概率为一般患者的8倍。临床研究揭示:即使是临床经验非常丰富的医生,不可逆性牙髓炎患者IANB的失败率仍可高达44%~81%。

失败的原因如下：

（1）技术不佳。

（2）异位下颌神经孔。

（3）异位神经支配：下牙槽神经分支下颌舌骨神经感觉副支于下颌孔上约15mm处分出，可能已经超出麻醉剂的浸润范围，导致麻醉失败。

（4）麻药快速耐受，这可能与麻醉失败有关，特别是重复注射时。药理学上经常使用受体激动剂会导致激动剂敏感性降低。由于局部麻醉药经常和血管收缩剂联合应用，药物有足够的时间滞留在组织内而导致钠离子通道对其快速耐受。

（5）pH变化。有人认为pH变化可能是局部麻醉失败的原因之一。注射后局部组织的pH和麻药的浓度调节使麻药以解离的酸式分子与非解离的碱式分子的形式存在，非解离的碱式分子可以通过细胞膜扩散进入细胞。炎症导致的局部组织酸中毒可能使大部分的麻药解离成酸式分子而不能通过细胞膜，炎症介质导致的血管扩张会使麻药快速吸收入血，降低局部麻醉药的浓度。所以，推测牙髓炎患者局部麻醉失败的原因可能是炎症使存在于疼痛神经元表面的耐受麻药的 Na^+ 通道亚群增加，且活性增强所致。这个假说也可以解释牙髓炎患者的麻醉的失败率高。

（6）心理因素焦虑，可能是局部麻醉失败的另一个原因。焦虑患者的痛阈降低而更容易感知疼痛。

6.2.8　提高IANB成功率方法的研究进展

为了达到完全镇痛的目的，近年来许多的研究者致力于通过各种手段试图提高下牙槽神经阻滞麻醉的成功率。

（1）适度增加麻药的剂量。

（2）使用新的更加高效的麻药代替利多卡因、阿替卡因、甲哌卡因麻药。

(3)在麻醉实施前期,使用口服抗炎药来改变局部酸环境。

(4)在麻药中添加其他成分,如杜冷丁、肾上腺素。

(5)改变注射麻药的速度:曾经有人报道过注射速度可以影响某些药物的局部麻醉效果。国外设计了一个前瞻性双盲临床对照试验,比较两种不同的注射速度对IANB不同牙位效果的影响。38位志愿者各自分别在两个不同的约诊时间接受速度分别为2mL/1min和2mL/15s的IANB。结果显示,慢速注射组的麻醉深度好于快速注射组;虽然目前还不清楚注射速度对麻醉效果的具体的影响机制,但可能与麻药的扩散有关。快速注射时压力大,麻药在疏松的翼下颌间隙内容易会扩散,从而使局部药物减少。

(6)使用联合其他麻醉方法,如浸润麻醉、牙周膜麻醉技术等。

关于IANB的众多研究结果归纳总结:①2%利多卡因IANB的有效剂量为2mL,增加剂量并不能有效地提高IANB的成功率。②4%阿替卡因和2%利多卡因在IANB的麻醉成功率上没有差别,2%利多卡因的性价比更高。③注射速度影响麻醉效果,慢速注射时IANB的麻醉深度好于快速注射。④IANB联合浸润麻醉可以有效地提高患有不可逆性牙髓炎的下颌后牙的麻醉成功率。⑤牙周膜内注射可以显著地提高IANB前23min的麻醉效果。⑥IANB+骨内注射的成功率较IANB显著提高。⑦Gow-Gates法、Akinosi-Vazirani法和传统IANB的麻醉成功率相似。⑧在国内运用IANB时联合使用4%阿替卡因浸润麻醉更有应用前景。

6.2.9　下牙槽神经高位阻滞麻醉的方式

(1)Gow-Gates法:相当于"高位"下牙槽神经阻滞麻醉。其麻醉药物主要被注入下颌髁突处,其是一种麻醉下颌神经的技术。这项技术将麻药直接注射到髁突侧方、翼外肌附着的下方,在下颌神经刚出卵圆孔还没有分支的地方麻醉整个下颌神经。患者大张口时，注射器平行于口角、耳屏的连线，越过对侧上颌尖牙及注射侧上颌第二磨牙腭尖进针。直达髁突骨面，略微后退，回抽无血后注入麻醉药物。保持大张口20s，使麻药充分浸润。目前认为其优点主要为：①麻醉的成功率高。②耳屏间切迹作为一个恒定的标志有助于确定髁突颈的位置，提高麻醉成功率。③回抽有血阳性率下降。④麻醉后张口受限的情况减少。⑤只需1针即可麻醉下牙槽神经、舌神经、颊神经、下颌舌骨神经和耳颞神经。缺点：麻药的起效时间较久，需5～10min，而直接麻醉法的起效时间为2～5min；注射用麻药不能少于3mL。

（2）Akinosi-Vazirani法：也是一种高位的IANB，可以使更长的下牙槽神经被麻药浸泡。患者闭口时，使用35mm的长注射器，于麻醉侧沿上颌牙龈黏膜交界水平进针。针在颊沟上方向后前进，直至针根部与上颌第二磨牙远中平齐，此时注入麻醉药物。该法是在闭口状态下进行操作，有助于消除患者的紧张感和恐惧感，对于张口受限或者精神紧张患者尤为适用。国外随机双盲临床对照试验比较了Gow-Gates法、Akinosi-Vazirani法和传统IANB（对照组）对不可逆性牙髓炎患者的麻醉效果，成功率分别为52%、41%和36%。

有学者研究发现，IANB直接麻醉法、Akinosi-Vaziran法的麻醉显效时间多在5min之内，而Gow-Gates法的麻醉起效慢，多在2～10min以内显效。从麻醉的显效时间看，只有直接麻醉法有6例（4.3%）显示无效。经检验，3种麻醉方法的麻醉的显效时间的效果差异具有统计学意义。从总体的麻醉效果看，将3种麻醉方法的麻醉效果比较，差异具有统计学意义；但从达到A级完全麻醉无痛的效果看，3种麻醉方法的差异无统计学意义。在回抽有血的情况下，IANB传统法中有23例注射麻药前回抽有血，改变方向后重新注射；

Gow-Gates法与Akinosi-Vazirani法无回抽有血的病例。

6.2.10　下牙槽神经阻滞麻醉的摸骨注射法

下颌升支被黏膜肌层覆盖而无法直视。此外，还存在个体差异，注射时由于口角牵拉不当还会导致软组织变形移位，有时会出现麻醉效果不佳的情况，为此，临床工作中也可采用摸骨注射法来进行下牙槽神经阻滞麻醉。

注射右侧时患者大张口，患者的头略微偏向右侧；术者位于患者右侧的7点钟方位，以左手拇指伸入口内置于下颌升支前缘，并用食指和中指抵住下颌升支后缘；此时，成人下颌神经孔大约位于术者拇指与食指之间的中点，针头进针的方向为拇指指向，再结合颊脂垫尖和翼下颌皱襞中点外侧3～4mm的解剖标志，注射针头与中线呈45°，高于下颌合平面1.0cm，于左侧下颌前磨牙区进针，刺入组织后向前直至抵到骨面（成人深度一般在2.0～2.5cm）进行注射麻药。

注射左侧时患者大张口，患者的头略微偏向左侧。医生助理位于患者左侧的3点钟方位，用右手完成上述的定位操作，其余操作与右侧注射相同。

研究显示，下颌孔水平处的下颌升支宽度是23.10～46.91mm，下颌孔至前缘的最小距离为17.87mm，至后缘的最小距离为15.83mm。因此，在下颌升支前缘远中约18.00mm处即为下颌孔的位置。操作时，可预先在大拇指上标记18.00mm的划线，作为进针点的参考。

图6.9为IANB摸骨麻醉口外操作。图6.10为IANB摸骨麻醉口内操作。

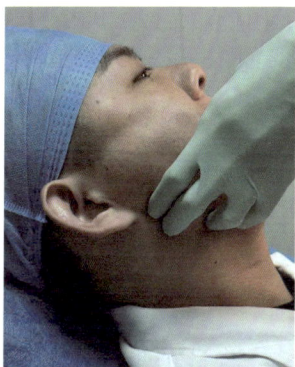

图6.9　IANB摸骨麻醉口外操作　　图6.10　IANB摸骨麻醉口内操作

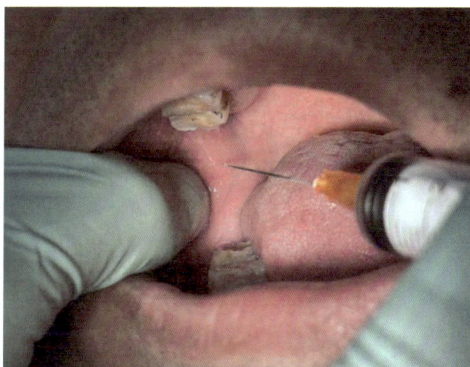

6.2.11　下齿槽神经阻滞麻醉并发症的回顾性分析

有研究显示,下齿槽神经阻滞1468例,平均年龄为29岁,女性691例,男性777例。1468例患者共发生麻醉并发症54例。所有的并发症以晕厥占首位39%,其次为疼痛水肿15%、血肿11%和中毒9%;其他的并发症,如过敏性药物皮疹、局部感染、神经损伤、暂时性张口困难等较少,共计14例。

6.2.12　下牙槽神经回抽有血

54.9%的口腔治疗中发生的危及生命的系统性并发症是在麻药注射中和麻药注射后(未进行治疗前)发生的。其中,一部分的并发症是由局麻药过量引起的,而血管内注射是造成严重局麻药反应的一个主要因素,而注射前回吸可以有效预防血管内注射。在所有的常规口腔局部麻醉中,下牙槽神经阻滞麻醉时回吸有血率最高。回吸结果分类为:①回吸无血;②回吸血量少,回血如细丝状、絮状;③回吸血量多,回血如柱状、喷射状。

有研究显示184例患者中,86例进行了右侧注射,98例进行了左侧注射。回吸无血145例(78.8%),回吸有血39例(21.2%);回吸有血但血量少,20例(10.9%);回吸血量多,19例(10.3%)。19例回吸血量多的患者中,1例发生类似中毒反应的症状(女性,36岁,无心血管病史),临床表现为心跳快、脉细弱、头晕、恶心、寒战,面色苍白,持续1.5h后消退;1例发生了血肿;1例发生比较严重的类似局麻药中毒的症状,很可能是利多卡因入血和注射速度过快导致的。

一般的下牙槽神经阻滞麻醉的回血率为3.2%～19.0%。该研究调查的回吸有血率为21.2%,高于以往的调查。回血率不同可能是以下原因造成的:①判断回血的标准不同,具有一定的主观性,如将回吸量少的结果算为阴性,回吸率仅有10.3%。②所用的注射器不同。③回吸手法不同:建议不用大的吸力,轻轻回吸,可以尽量避免假阳性和假阴性。④注射技术的差异。

对于回吸血量的解释:①回吸血量多,说明针头在动脉或静脉内。②回吸血量少的可能情况是针头在穿刺过程中损伤小血管或肌肉;或针头在穿刺过程中穿通了血管,有少量的血液进入针头内。③当回吸血量多时,必须进行重新穿刺,回吸。④回吸血量少时:a.可认为注射针头不在血管内,因此,医生不必再次进行回吸试验。b.而有人认为不管回血量的多少,都应该重新穿刺、回吸。

回吸有血且量多的分析:①在回吸血量很多时,很多文献建议一定要更换新的麻药进行重新穿刺,因为第一次回吸血量多,第二次回吸时如不更换麻药,回吸时由于麻药内已经弥漫大量的血液,有时很难对结果做出准确判断,而一旦判断失误,会增加局麻药注入血管的风险。此外,大量的回血污染麻药,有可能改变麻药的性质。在实际的临床操作中,下牙槽神经阻滞麻醉时如回吸有血,很多医生往往不更换麻药,仅把针头退至黏膜下,改变方向后重新穿刺、回吸。这种做法有一定的危险。②尽管回吸可以明显降低血管内注射的概率,但回吸无血也不能保证不发生血管内注射,回吸有血也不一定说明注射针头就在血管内。③建议注射麻药前至少要进行两次回吸,并且两次回吸要有方向的改变,以预防针头斜面接触血管内壁而造成第一次回吸的假阴性,在给药期间则建议多次回吸,以确保不发生血管内注射,同时起到降低注射速度的作用。

回血时应该如何进行临床操作:①回吸血量多,如喷射状时,一定要更换麻药,用新的麻药进行重新穿刺、回吸。②回吸血量少,如絮状时,不用更换麻药,但最好按常规将注射器退至黏膜下,变换穿刺方向,到达注射部位后再次回吸;也可略微改变针头方向,但要注意在注射麻药前和注射过程中行多次回吸试验,如出现大量回血,需更换麻药。③一旦出现回吸有血现象,注射麻药时一定要注意降低给药速度(2mL麻药的注射时间应大于60s)。④少量的回吸有血时可不更换麻药,但在注射末期,麻药头部的血液勿再次被注射回患者体内。

图6.11为回吸有血。图6.12为回吸有血的麻药。

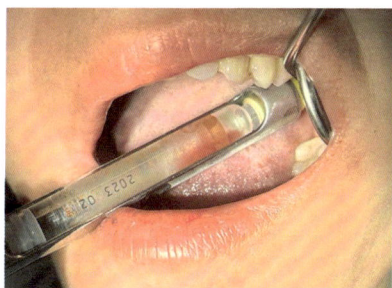

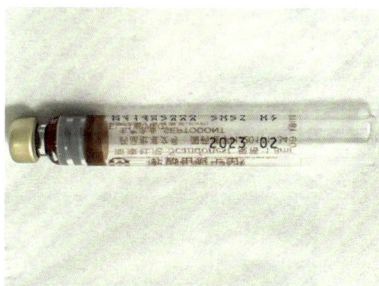

图6.11　回吸有血　　　　图6.12　回吸有血的麻药

6.3　鼻腭神经麻醉

鼻腭神经麻醉时,让患者头后仰,尽量大张口以暴露腭前部。注射针自腭乳头侧缘前方进针,在黏膜下注射少许的麻醉剂,然后使针的方向与切牙的长轴一致,即向上向腭向后进针0.5~0.7cm,通过切牙孔进入切牙管内。回吸无血后,注射麻药0.3~0.5mL。

此外,还有一些专用的注射系统用于鼻腭神经麻醉。Accupal系统是专门为腭部注射设计的,利用压力和震动对腭黏膜进行注射前处理来减轻疼痛。P-ASA注射技术是由Friedman等提出的,本法需先行鼻腭神经预麻醉,而后改变进针方向,针尖进入鼻腭神经管的深度为0.6~1.0cm。在STA模式下注射麻药0.7~1.0mL,可一次性麻醉上颌6个前牙及其牙周组织和鼻腭神经分布的腭部组织,而不引起唇部的感觉麻木或运动障碍。

图6.13~图6.16为对应的操作图示。

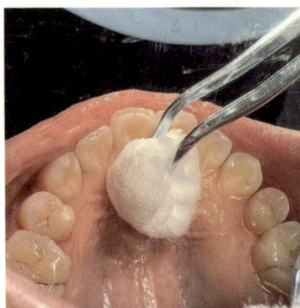

图6.13　鼻腭神经麻醉:干燥　　图6.14　鼻腭神经麻醉:消毒

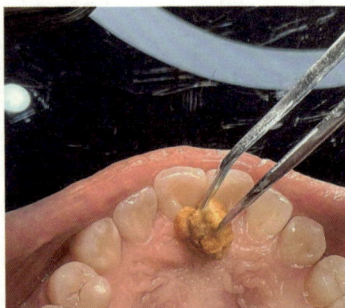

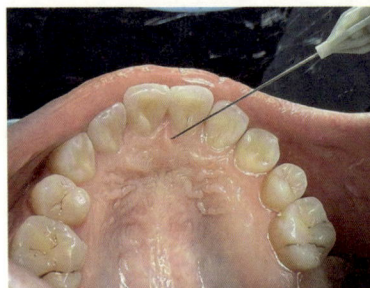

图6.15　鼻腭神经麻醉:侧缘进针　图6.16　鼻腭神经麻醉:
　　　　　　　　　　　　　　　　　　　进针方向平行牙体长轴

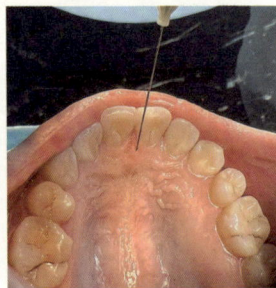

6.4 AMSA 麻醉

STA的特点是可控地、缓慢地输注麻药。根据上述特点,在临床中除了可应用于常规神经阻滞麻醉及浸润麻醉外,Friedman等还研发了两种新的局部麻醉注射方法:P-ASA(palatal approach to the anterior superior alveolar,经腭部入路的上牙槽前神经阻滞麻醉)注射技术,以及AMSA(anterior middle superior alveolar,上牙槽前中神经阻滞麻醉)注射技术。

为麻醉上颌患牙,传统的局部麻醉方式是在唇(颊)侧及舌(腭)侧进行局部浸润麻醉。为达到良好的麻醉效果,前牙、前磨牙、磨牙三个区域需进行多个位点的注射,特别是腭侧黏膜致密,注射疼痛明显,会给一些患者带来巨大的心理压力,而且经局部麻醉后,上唇、脸颊会产生麻木不适感。The Wand STA计算机控制局部麻醉仪可实现上牙槽前中神经阻滞麻醉(anterior middle superior alveolar,AMSA),通过一次注射即可麻醉上牙槽前、中神经的相关分支,达到上前牙至前磨牙的牙髓、牙周膜、牙槽骨、牙龈同时被麻醉,且不会影响上唇、面部的感觉。AMSA是Friedman等提出的一种口腔局部麻醉技术,因上牙槽前、中神经分支在前磨牙根尖处汇聚,通过该点注射入足够剂量的局部麻醉药物即可渗透通过疏松皮质骨,从而麻醉该区域的神经丛。研究表明,AMSA对侧切牙、尖牙以及前磨牙的麻醉效果较好;中切牙可有对侧神经交叉分布,麻醉效果欠佳;一些患者的麻醉后范围可延伸至第三磨牙;因此,可用于前牙及前磨牙的拔除、牙体预备、牙髓、牙周治疗。

AMSA注射技术最先于1998年由Friedman等提出。本法的最佳穿刺点为第一、第二前磨牙间游离龈缘中点与腭中缝垂直连线的中点,在STA模式下注射0.9~1.2mL的局麻药,可麻醉同侧的切牙、尖牙、前磨牙及其牙周组织和中线至磨牙的腭部组织,而且并无唇部麻醉。因此,AMSA注射技术特别适用于需要评估笑线美容治疗术或治疗后需演讲者。此麻醉技术依赖于该处腭部骨组织疏松多孔并且有许多营养管穿行其中的解剖特点,药液容易扩散到上牙槽前中神经的神经丛内。

有研究使用4%阿替卡因肾上腺素注射液进行了AMSA的相关分析。牙周炎接受龈下刮治及根面平整治疗的患者有45例,其中,女性22例,男性23例,年龄为19~65岁,中位年龄为(39.4±12.7)岁。试验组:采用The Wand STA计算机控制局部麻醉仪进行AMSA,注射位点为上颌第一前磨牙、第二前磨牙之间腭侧游离龈的中点到腭中线连线的中点。将针头与上腭黏膜保持45°,缓慢旋转进针的同时以低流速给药,到达骨面后,注射麻醉药物的剂量约为1.4mL。对照组:采用传统骨膜上浸润麻醉,于前牙、前磨牙、磨牙区分别进行颊、腭侧的局部浸润麻醉,颊注射剂量约为0.4mL,腭侧注射剂量约为0.2mL。研究结果显示:①试验组1例术后上腭注射区域黏膜出现点片状溃疡面。②试验组的成功率约为82.2%,低于对照组93.3%,但差异无统计学意义。③试验组45例病例均无上唇、面部麻木不适,而对照组中患者均有不同程度的麻木不适感,试验组的舒适程度显著优于对照组。④试验组中,麻醉时间均为30~90min;而对照组中,83.3%为61~120min,试验组的麻醉时间明显短于对照组。

研究人员对AMSA做了总结:①45例行牙周治疗的患者在AMSA后,37例可顺利完成治疗,6例出现敏感不适,但可继续完成治疗,2例因疼痛明显而需要追加中切牙唇侧、磨牙颊侧局部浸润麻醉。②传统的局部浸润麻醉后,仅3例虽然出现疼痛敏感,但不需追加麻醉。这提示AMSA后82.2%的患者的效果良好,可完成牙周治疗,部分患者的腭侧麻醉效果虽较好,但中切牙唇侧、磨牙颊侧的效果较差,需要补充局部浸润麻醉,其成功率低于传统的局部浸润麻醉,但差异无统计学意义,且即使麻醉失败需追加局部浸润麻醉后,穿刺次数仍明显少于传统的浸润麻醉,可减少穿刺引起的疼痛,减轻患者的心理压力。③AMSA后,患者的上唇、面部均无麻木不适,而传统的浸润麻醉后,患者均有不适感,并有部分患者感到重度不适。因此,AMSA后患者的自我感觉更为舒适。④其不影响患者的唇部感觉,可使笑线的确定更为准确,适用于前牙美容修复。⑤AMSA的麻醉时间约为60min,对于常规牙周治疗来说麻醉时间充足且术后不会有长时间的麻木不适,但对于超过90min的复杂手术则不应选择。传统的局部浸润麻醉时间为90min左右,部分可长达120min以上,患者术后仍有较长时间的麻木不适感。⑥AMSA后,1例患者出现注射区域溃疡,而传统的局部浸润麻醉则无此现象,可能因患者的腭部黏膜较薄弱,AMSA注射时局部剂量较大,药物中的肾上腺素造成组织局部缺血,因此,对于腭黏膜较薄的患者应减少注射剂量,或换用不含肾上腺素的局麻药。

6.5 腭前神经阻滞麻醉

腭前神经阻滞麻醉时,让患者头后仰大张口,使上颌合平面与地平面成45°~60°,暴露腭部。在上颌第二磨牙腭侧龈缘与腭中线之间的中外1/3处进针。对于上颌磨牙缺失者,进针点应在硬软腭交界前1cm处。对于上磨牙去龋、开髓、拔髓等操作,理论上仅需麻醉牙髓神经即上牙槽后神经和上牙槽中神经(上颌第一磨牙的近中颊根),而无须麻醉腭前神经,腭前神经主要支配上颌磨牙的腭侧黏骨膜及牙龈。

阻滞麻醉的多数患者的注射疼痛评分在4分以上(68.12%),以腭大孔注射疼痛为甚,而浸润麻醉组感受到注射疼痛者较少(15.94%)。腭部注射时通常疼痛明显,这主要是因为腭部黏膜布满丰富的神经纤维,与其下的骨膜结合紧密,且腭部注射时黏骨膜分离而导致疼痛明显。

图6.17～图6.19为对应的操作图示。

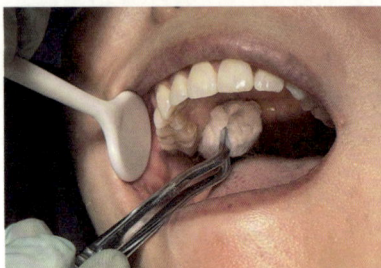

图6.17 腭前神经阻滞麻醉:
干燥、隔湿

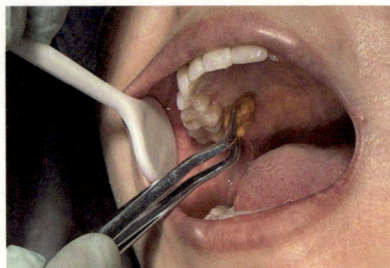

图6.18 腭前神经阻滞麻醉:消毒

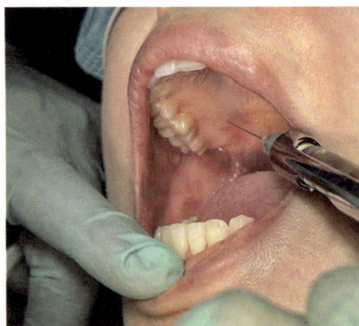

图6.19 腭前神经阻滞麻醉:进针点

第7章 髓腔根管内麻醉

7.1 定 义

    髓腔根管内麻醉是将麻药直接注入牙髓腔内来麻醉患牙,最常应用于牙髓治疗的过程中。髓腔内麻醉对全身的影响比较小,常用的麻药剂量为0.2mL。注射前提是髓腔暴露,注射过程中要具有一定的压力。如果根管口足够大,则注射针头可尽量深入根管以达最佳的麻醉效果,但这种情况下仍不能保证充分发挥麻药的效果,因为通常会发生麻药回流入口腔的情况。最有效的方式是开髓时留一个只允许针头进入的小孔来防止麻药回流。如果髓腔开口太大,可先对暴露的牙髓行表面麻醉,之后再行髓内麻醉,以减少不适。由于髓腔压力升高会带来强烈的不适感,临床上仅用于其他类型的麻醉效果不佳时的辅助麻醉。

    图7.1~图7.3为髓腔根管内麻醉的对应的操作图示。

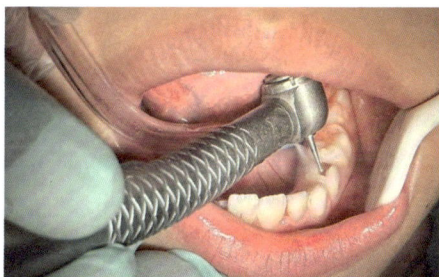

图 7.1 髓腔根管内麻醉:开髓

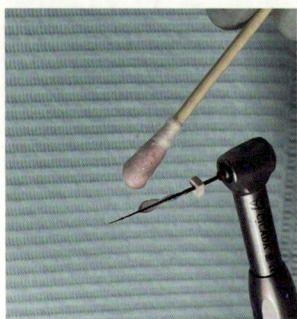

图 7.2　髓腔根管内麻醉：　图 7.3　髓腔根管内麻醉：
涂布表麻药　　　　　　髓内麻醉

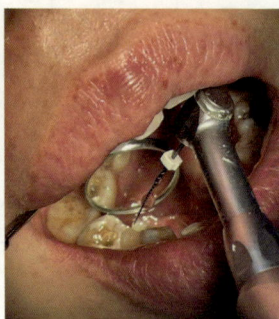

7.2　影响因素

（1）髓腔内是否能形成压力：髓腔内是否可以获得有效压力以及髓腔是否通畅，其关键是有没有加压注射，因此要求开髓时用小圆钻，以便形成的穿髓孔刚好适合注射针头插入。

（2）穿髓孔太大：液体容易外溢，不能够对牙髓形成有效的压力，此时需要注射针沿着根管走行插入根管内，直到有插紧的感觉方可，也可使用牙胶或者暂时用封闭剂将过大的穿髓点封闭。

（3）弯曲、钙化或者过细的根管：使注射针无法插入根管下端，致使麻药形成的压力仅在根中段，影响麻醉效果。

7.3　研究进展

7.3.1　国外研究

使用髓腔内麻醉技术时，62%的牙齿麻药可以到达被注射的牙根根尖，只有对于15%的患者，可以麻醉多根牙相邻的牙根。因此，建议多根牙使用髓腔内麻醉时，应对每个牙根分别注射麻药。有研究显示,56颗传统麻醉方法失败的牙齿,在补充髓腔内麻醉后有53颗成功了。

7.3.2　国内研究

急性牙髓炎期不可复性牙髓炎患牙共180颗,其中,女性81颗,男性99颗,年龄为14~65岁,平均年龄为32岁。对照组的患牙有90颗(女性42颗,男性48颗),只采用阻滞、浸润麻醉的方法。麻药为20g/L利多卡因,注射用普通的一次性5mL或1mL的注射器,注射针头为5号(浸润、阻滞麻醉用)与4.5号(牙髓腔和根管内注射用);试验组的患牙有90颗(男性51颗,女性39颗),采用在阻滞、浸润麻醉下加牙髓腔内和根管内注射利多卡因的麻醉方法。试验组在开髓后行牙髓腔内注射利多卡因0.2mL,每个根管内注射利多卡因0.1mL(1mL注射器,4.5号针头,从已开髓的髓腔上界入口处进针),2min后可拔髓;对照组开髓后直接拔髓。

结果显示,试验组的无痛率为86.67%,与对照组有显著性差异;对照组有28例患者拒绝拔髓治疗,试验组无拒绝拔髓;12例患者在髓腔内和根管内注射利多卡因后行即刻拔除冠髓与根髓,但仍出现轻中度疼痛,可能是麻醉药物没有完全浸润到牙髓,而是与从髓室上界溢出有关,经重复注射后再拔髓即降为无痛;试验组拔髓者均未出现出汗、晕厥等全身并发症,而对照组出现5例出汗、1例晕厥。

7.4　优缺点

(1)髓腔内麻醉的优势:a.该方法不需要在已经局部麻醉但麻醉效果不佳的位置重复注射;b.传统的麻醉方法失败后可以用该方法作为补充麻醉。

(2)髓腔内麻醉的缺点:a.注射时会有疼痛;b.该麻醉方法使用的前提是必须有穿髓点;c.其仅作为其他麻醉失败后的补充麻醉。

7.5　阿替卡因麻根管导入法麻醉残留根髓

有研究治疗80例共94颗牙,年龄为21~70岁,其中,女性43例,男性37例;前牙16颗,前磨牙18颗,磨牙60颗,根管215个。患者按就诊次序随机分为2组:A组40例,患牙44颗,根管102个,在根管治疗时采用阿替卡因根管导入法;B组40例,患牙50颗,根管113个,在根管治疗时采用20g/L利多卡因局部麻醉。A组:清除残髓上方的药物和残髓组织后,上牙选择能探到残髓的最大号k型锉,将其螺纹部全部浸入阿替卡因中,取出后送入根管至残髓处,保持30s后将锉贴壁缓慢抽出,连续3次,3~5min后探查根管,如无探痛,按常规行根管预备。下牙置入1滴阿替卡因后,用小号k型锉插入根管至残髓处,连续3次,3~5min,同法进行根管预备。B组:用20g/L利多卡因给予神经阻滞或黏膜下浸润麻醉,并辅以牙周膜浸润麻醉,然后常规进行根管预备。A组为阿替卡因髓腔内根管麻醉,B组为利多卡因浸润麻醉或阻滞麻醉或牙周膜麻醉,按根管数计算,并将麻醉完全、良好、有效合计为有效率以进行对比。A组:麻醉完全56个,良好21个,有效20个,失败5个;B组:麻醉完全21个,良好24个,有效25个,失败43个。A组有效率为95%,B组有效率为62%,A组与B组的麻醉有效率的差异有显著性。

7.6　阿替卡因髓腔内注射麻醉

研究对象为3~8岁儿童急性牙髓炎160颗,男孩98颗,女孩62颗。试验组:阿替卡因穿髓孔内注射0.2mL,开髓后髓腔内注射0.2mL后拔髓;对照组:封中药失活剂24~48h(氧化锌、地卡因、白砒、蟾酥)后拔髓。儿童的反应:0级无痛,表情自然;1级为轻度疼痛,轻皱眉或轻叫1~2声;2级为中度疼痛,喊叫但安抚鼓励后可配合;3级重度疼痛,苦恼拒绝治疗。结果为,阿替卡因髓腔内注射的麻醉效果较佳。

第8章　牙周膜麻醉

8.1　定　义

牙周膜麻醉是将麻药注射于牙周膜内,通过牙槽窝渗透进入牙槽骨中麻醉神经而发挥作用。其无药物注入大血管的风险,无相邻组织同时受到麻醉的干扰,用该方法注射时比较痛,但损伤小。牙周膜的一般宽度为0.15～0.38mm,牙颈部最宽,为麻醉提供了可能性;总的来说,牙周膜间隙较为狭窄,根中1/3最窄,并且其中富含坚韧的牙周膜韧带,因此,进针时要使用较大的力并尽可能地深入。牙周膜的麻醉起效快,30s内即可发挥作用;但由于空间狭小,麻药容量不大,其持续时间较短,并且麻醉时间各异,单牙持续时间仅为15min,下颌磨牙的时间要更短。其适用于血友病和类似有出血倾向的患者,单纯用浸润或阻滞麻醉镇痛的效果不好的患者。

8.2　注射要点

牙周膜注射前首先要对注射部位进行检查,如有牙结石,需洁治并待炎症消退。对注射部位彻底消毒后,可涂布表面麻醉,用短而细的注射针头进针,保持针头的长轴与牙齿长轴成30°。分别从牙的近中侧和远中侧刺入牙周膜,深约0.5cm,注射药物0.2mL。注射充毕,患牙的牙龈呈粉白色。进针到达最深处时,建议针头的斜面应朝向牙槽骨方向以提高注射的效率。但亦有学者认为,针头斜面的朝向与注射成功与否无关,应朝向牙面从而使针头更易进入。原则是注射针应尽可能刺入牙周膜,寻找阻力最小的方向进针,但由于用于牙周膜麻醉的注射针较细,一方面要检查注射针的质量,另一方面是不能使用蛮力,可采用"捻针"方式,以免针头卡住而发生折断。由于牙周膜腔隙的空间有限,能够进入其中的麻药量相当少。在针头进入之后,推注麻药并保持在原位 $5\sim10s$ 来提高麻药的扩散量。如果提前退出针头,麻药会在牙周膜腔内极大的压力下被挤出而流入口腔中,从而降低麻醉效应。

图 8.1~图 8.4 为牙周膜麻醉的对应的操作图示。

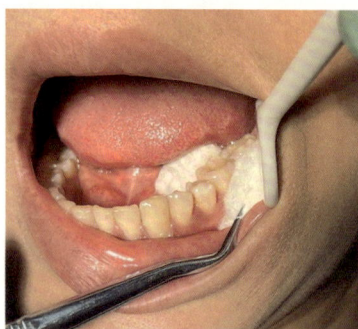

图 8.1　牙周膜麻醉:干燥、隔湿

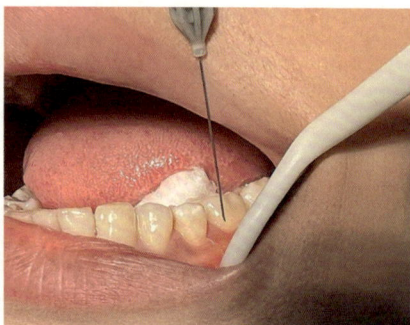

图 8.2　牙周膜麻醉:颊侧注射

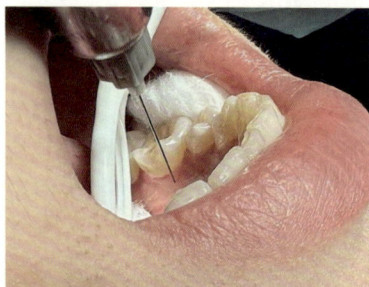

图 8.3　牙周膜麻醉:舌侧近中注射

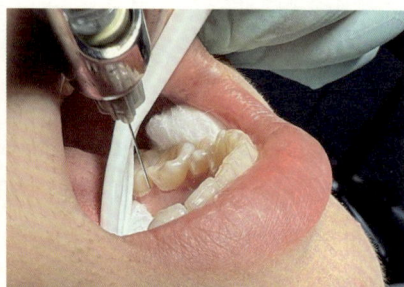

图 8.4　牙周膜麻醉:舌侧远中注射

8.3　影响麻醉效应的因素

影响麻醉效应的因素包括牙位、麻药、操作技术等。与骨膜上浸润和阻滞麻醉相比,牙周膜麻醉使用的麻药剂量更小,麻醉的软组织量也更少;但注射时较为疼痛,破坏了正常的牙周组织结构,形成了一个潜在的牙周感染通道,还可能损坏牙根,甚至伤及牙髓组织。麻醉时间较短,单牙的持续时间仅为15min,下颌磨牙的时间要更短。

8.4　STA 系统

STA(Single-Needle Tooth Anesthesia)即单颗牙麻醉,使牙周膜浸润麻醉的应用更加广泛。另外,STA 系统应用于黏膜下的浸润麻醉和神经干的传导阻滞麻醉,也会使患者的舒适度增加。

8.5　牙周韧带麻醉在急性牙髓炎鉴别诊断中的应用

隐裂牙、牙周病、外伤牙和多发龋齿引发的牙髓炎在临床上的诊断较棘手。因其无相邻组织,同时会受到麻醉的干扰,应用到牙髓炎的鉴别诊断,可有效地提高诊断的准确率。有研究通过无痛麻醉仪 The WAND(Milestoner公司,美国)将麻醉剂4%阿替卡因浸润到疑似牙髓炎的牙周韧带处约0.5mL,如果疼痛消失,可确诊为牙髓炎患牙;如果疼痛继续存在,则可排除该牙为牙髓炎患牙。

有研究把20~64岁急性牙髓炎患者464例作为研究对象,随机分成试验组和对照组各232例;试验组采用牙周韧带麻醉法进行鉴别诊断,对照组采用常规的问诊、探诊、叩诊、冷热诊方法鉴别诊断。研究结果显示,试验组鉴别诊断正确227例,诊断正确率为98%;对照组鉴别诊断正确125例,诊断正确率为54%;试验组诊断正确率明显优于对照组。

8.6　中药验方牙周膜麻醉拔牙

有中药研究蟾酥20g,川椒(或胡椒)50g,荜茇5g,细辛50g,樟脑
(或薄荷)5g,生草乌、生川乌、生南星、生半夏各25g,在牙周膜麻醉
中的应用。将药物研碎,用75%酒精500mL,浸泡3个昼夜去渣过
滤,装瓶(加入樟脑或薄荷)备用。用法:隔离唾液,牙周常规消毒。
用牙科镊子蘸药液滴入要拔牙齿的牙周袋内数次(窝洞内也可滴
入);约1~2min,探查牙周组织无痛觉时即可实施拔牙手术。结果
显示:儿童滞留乳牙、松动牙、残根牙的麻醉效果最佳;慢性根尖周
病变牙的麻醉效果良好;急性根尖周病变牙的麻醉效果最差。

8.7　研究进展

有国外研究是以健康志愿者为试验对象,研究了牙周膜内注射
对下颌第一磨牙的麻醉效果。结果发现,阿替卡因IANB+牙周膜内
注射对不可逆性牙髓炎患者的麻醉成功率为83.33%;以IANB失败
的不可逆性牙髓炎患者为试验对象的研究发现,利多卡因牙周膜内
注射成功率为56%;有学者认为,牙周膜内注射可以显著地提高
IANB前23min的麻醉效果,成功率高达95%。

8.8　总　结

牙周膜(periodontal ligament,PDL)内注射技术最初出现在
1912~1923年出版的局部麻醉教科书中,称之为牙周注射。过去一
直未能得到广泛的应用的主要原因为PDL内压力很大,空间狭窄不
能达到足够的麻醉剂的注射量、麻醉效果;此外,PDL内注射位置不
当可能会损伤PDL或不能达到麻醉效果;再者,注射压力过大的患
者感觉非常疼痛。计算机控制的局部麻醉系统使PDL内注射这项

古老的技术焕发新生,其可以保证足够的麻醉剂的注射量。STA结合动态压力传感技术,依靠视频和音频提示,对针尖的实时压力做出时时反馈,使得PDL内注射的操作更易有预见性,获得较高的成功率,减少对PDL的损伤。计算机控制的局部麻醉系统传输麻药溶液的速度精确,并低于人类的疼痛阈值,患者完全感觉不到疼痛或仅有轻微的不适感。实施STA-PDL内注射速度可以精确到0.03mL/min。STA-PDL内注射机理是局部麻醉药物到达根尖周围组织,随后向根尖部扩散并进入牙齿周围的骨髓腔;其麻醉的神经是注射部位和牙齿根尖的终末神经末梢,麻醉的部位是麻醉区域内的骨、软组织、根尖和牙髓组织;麻醉更加精确,范围更有局限性。

第9章 浸润麻醉、阻滞麻醉和联合麻醉的比较

9.1 研究示例

有学者对阿替卡因、利多卡因局部浸润麻醉、阻滞麻醉以及联合麻醉做了研究。

在160颗下颌阻生智齿的拔除中,共153名患者,其中,女性105名,男性48名,年龄为17~57岁,平均为29.13岁。研究使用的麻药为阿替卡因(剂量为1.7mL/支),以及2%盐酸利多卡因注射液。

研究分组为①阿替卡因局部浸润麻醉组:分别在下颌阻生智齿的颊侧、磨牙后垫、舌侧黏膜行局部浸润麻醉,共注射阿替卡因1.7mL。②阿替卡因阻滞麻醉组:按照下牙槽、舌、颊神经一次性阻滞麻醉的方法注射阿替卡因1.7mL。③利多卡因阻滞麻醉组:按照下牙槽、舌、颊神经一次性阻滞麻醉方法注射2%的盐酸利多卡因注射液5mL。④阿替卡因和利多卡因联合麻醉组:先分别在下颌阻生智齿颊侧和磨牙后垫稍偏舌侧处注射阿替卡因0.7mL左右,然后按照下牙槽、舌、颊神经一次性阻滞麻醉的方法注射2%的盐酸利多卡因注射液5mL。

研究结果显示,在下颌阻生智齿拔除术中,阿替卡因和利多卡

因联合麻醉组的麻醉效果明显优于阿替卡因浸润麻醉组、阿替卡因阻滞麻醉组和利多卡因阻滞麻醉组的差异有统计学意义；阿替卡因阻滞麻醉组和利多卡因阻滞麻醉组的麻醉效果明显优于阿替卡因局部浸润麻醉组，差异均有统计学意义；阿替卡因阻滞麻醉组和利多卡因阻滞麻醉组之间麻醉效果比较，差异无统计学意义。

阿替卡因和利多卡因联合麻醉组、阿替卡因阻滞麻醉组和利多卡因阻滞麻醉组麻醉效果均优于阿替卡因局部浸润麻醉组。这可能与下颌阻生智齿处于下颌骨内外斜线之间，该处骨皮质较厚、浸润麻醉药物不易渗透到下颌阻生智齿的牙根深处、下颌阻生智齿的牙根位置较深等特殊的解剖位置有关。

9.2 研究结论

阿替卡因和利多卡因联合麻醉组的麻醉效果均优于阿替卡因阻滞麻醉组和利多卡因阻滞麻醉组。阿替卡因阻滞麻醉组和利多卡因阻滞麻醉组麻醉效果不佳可能与下牙槽、舌、颊神经一次性阻滞麻醉操作时的穿刺位点不易辨认、穿刺深度深、解剖结构个体差异大有关。阿替卡因局部浸润麻醉和利多卡因下牙槽、舌、颊神经一次性阻滞麻醉的联合麻醉法，既弥补了单独应用阿替卡因局部浸润麻醉、阿替卡因阻滞麻醉或利多卡因阻滞麻醉的麻醉效果不足的缺点，同时由于先在下颌阻生智齿的颊侧和远中磨牙后垫处局部浸润麻醉，减少了阻滞麻醉进针时疼痛的痛苦。阿替卡因和利多卡因联合麻醉法行局部浸润麻醉时，只需在下颌阻生智齿颊侧和磨牙后垫处注射麻药，不需要在其舌侧注射麻药，因为舌神经越过下颌小舌的前面，向前向下弯曲，穿过下颌舌侧牙龈的下方和磨牙后三角内边的内侧，一般在磨牙后垫稍偏舌侧处注射阿替卡因局部浸润麻醉即可麻醉舌神经，如不能完全麻醉，也可由利多卡因行下牙槽、舌、颊神经一次性阻滞麻醉时弥补。

第10章　骨内麻醉

10.1　骨内注射

骨内注射(intraosseous injection)是指在目标牙附近的皮质骨上穿孔,然后将注射短针头插入目标牙根尖附近的松质骨内,将麻药直接注射到骨松质内的麻醉方法。松质骨多孔,麻药可以迅速地弥散,起效快。以前,骨内注射主要作为IANB失败后一个有效地能提升麻醉效果的技术。

据报道,在不可逆性牙髓炎患者当中,IANB+骨内注射的成功率可以达到71%～98%,一般骨内注射麻醉在60min以后会逐渐消退。在1975年,Lilienthal发明了一项利用电机驱动的穿孔仪来穿通颊侧牙龈和骨质的技术。这项技术可以被认为是现代骨内麻醉技术的起点以及目前临床操作的基础。

10.2　骨内麻醉的基本原理

骨内麻醉的基本原理是将局部麻醉药物通过牙齿根部附近注入骨松质内,而周围的软组织通常不会受到影响。操作者使用穿孔仪穿通附着龈、骨膜和牙槽骨,以此来建立一个小的通道。之后,将注射针插入预备好的孔中,使麻药渗入骨松质内。注射针的注入速度是可控的,从而让患者的不适度降低。骨内麻醉技术具有操作方便,以及麻醉迅速、有效等优点。骨内麻醉设备对于牙髓炎、种植牙、拔牙等手术,可在3min内成功麻醉,立即见效。骨内注射最为常见的应用是对单颗牙齿的麻醉。

以质量分数为2%的利多卡因含1∶100000的肾上腺素举例来说,其在上颌第一磨牙的麻醉成功率为93%,在下颌第一磨牙的麻醉成功率为75%。利多卡因联合肾上腺素在下颌麻醉中甚至有高达87%~95%的成功率,而相比质量分数为3%的卡波卡因却只有45%的成功率。虽然利多卡因与肾上腺素配方只能在短时间内有效(小于30min),但卡波卡因的麻醉效果却不如其理想,且失效较快。因此,在骨内麻醉技术中常不建议使用卡波卡因。对于一些需要进行根管治疗的患者,在接受传统麻醉无效后,改用骨内麻醉注射,其中82%~89%的患者有较充分的麻醉效果。特别是行根管外科治疗时,应优先考虑骨内麻醉,用最小剂量的骨内麻醉方法对这类人群非常有利。一项关于骨内麻醉在儿童与青少年中治疗效果的研究报告指出:在牙科治疗的过程中,应用骨内麻醉作为主要技术的治疗成功率可高达91%。另外,3%斯康杜尼不含肾上腺素,也是骨内麻醉的一个很好的选择。

第11章　牙种植麻醉

使用传统的抽吸注射器穿刺注入麻醉药物仍是目前口腔麻醉中最常使用的方法。

11.1　前牙种植的单侧和双侧浸润麻醉

前牙区的骨板较薄,浸润注射至黏膜下的麻醉药物可有效穿透骨皮质。左右两侧的感觉神经末梢在前牙区交错分布,阻滞麻醉需在双侧注射麻药,这会显著增加患者的痛苦。局部唇/腭(舌)双侧浸润麻醉是目前公认的最有效的前牙区的麻醉方式。

11.2　上颌后牙区种植的浸润和阻滞麻醉

足牙槽嵴顶入路的上颌窦内提升同期植入种植体的手术需要,同样也可满足上颌骨前外侧壁入路的上颌窦底外提升技术的止痛要求。临床研究结果显示,上颌的颊腭侧浸润的麻醉成功率可高达90%~95%,其临床效果与阻滞麻醉无显著性差异。为避免阻滞麻醉出现的并发症以及患者较严重的痛感,目前,上颌同侧后牙区≤3颗种植牙的手术更推荐采用局部浸润麻醉。

11.3　下颌后牙区种植的浸润和阻滞麻醉

下颌后牙区种植的麻醉,究竟选择浸润麻醉还是阻滞麻醉技术,尚未达成一致。一次穿刺完成下牙槽神经、舌神经和颊神经麻醉是牙科治疗中的最实用的技术之一,是进行下颌磨牙区手术的首选的麻醉方式。同时,有经验的种植专家认为浸润麻醉可保留下牙槽神经主干的敏感性,在种植体接近下牙槽神经管时起到警示作用,而阻滞麻醉并不具备这一优点。但是,临床研究证实,每位患者疼痛的程度和手术离神经管的距离并无显著性相关,存在"远距离的神经压迫症状"的现象,因此并不推荐种植医生依赖这一并不准确的警报。局部颊舌侧浸润麻醉的优势在于不易误入血管,更易被种植医师掌握和使用。目前,已有大量报道使用4%的复方阿替卡因局部浸润麻醉来完成下颌后牙区常规种植、即刻种植和引导骨组织再生手术。多项研究证实了使用颊舌侧浸润进行下颌后牙区麻醉的成功率>90%,但是在第二磨牙区,常有患者在术中感到疼痛,部分学者认为其与下牙槽神经干在该位置变浅有关。基于上述的文献结果,下颌颊舌侧浸润麻醉可作为首选的麻醉方式来完成下颌后牙区种植(除第二磨牙外),而对于涉及牵张成骨、下颌骨重建或一次植入大于3颗种植体的手术,更推荐使用阻滞麻醉技术。

11.4　牙槽嵴顶注射麻醉技术

牙槽嵴顶注射麻醉技术又被称为种植位点麻醉,是指在种植体植入位置的牙槽嵴顶行穿刺浸润麻醉的方法。以单颗常规种植手术为例,可在种植位点的中心刺入牙槽嵴顶黏膜,注射复方阿替卡因肾上腺素注射液约0.5mL,黏膜略显泛白时即可马上开始手术,单次注射可完成种植手术。

其优点包括：麻药用量比牙槽嵴双侧浸润少一半以上，对心血管患者更加安全；注射时患者多无痛感；麻药注射后即刻手术，无须等待；同时，因肾上腺素直接浸润在手术切口周围，去除黏膜瓣时出血减少，术野清晰，缩短手术时间，最大限度地符合了种植手术快速、微创的治疗理念。

针对下颌无牙颌患者，部分学者选择 all-on-four 种植技术。该手术涉及双侧下颌。若选择颊舌侧浸润麻醉，需注射8次，而选择双侧下牙槽神经阻滞麻醉会给患者带来强烈的不适和麻醉风险。采用牙槽嵴顶注射麻醉技术仅需在种植位点或需牙槽嵴修整的部位注射少量的阿替卡因，可一次完成定点和麻醉，显著减少了患者的麻醉疼痛和麻醉风险。

11.5 总 结

牙种植麻醉是一种将穿刺针直接穿通黏膜或/和骨膜，将局部麻醉药物注入软组织后麻醉感觉神经末梢的麻醉技术。随着电驱动的穿孔仪设备的不断更新，麻醉注射的疼痛被有效降低。骨内麻醉凭借其起效快、麻药用量较少的特点受到口腔医师的欢迎。而在种植领域，因种植牙手术本身即可建立直达骨松质的通道，实施骨内麻醉时无须额外损伤软组织，其是一种可有效增强局部麻醉深度的技术。有学者调查发现，在患者接受传统麻醉无效后，改用骨内麻醉注射，其中82%~89%患者有了显著的麻醉深度提升。但需要特别注意的是，骨内麻醉由于麻药快速进入骨松质的间隙中，麻醉起效快，对于有冠心病或心脏功能不佳的患者需谨慎使用。

下篇

常用口腔临床局部麻醉学

第12章　局麻药的作用机制

12.1　作用机制

神经受刺激时会引起膜通透性的改变,产生 Na^+ 内流和 K^+ 外流。局麻药的作用是阻止这种通透性的改变,使 Na^+ 在其作用期间内不能进入细胞,阻断电压门控性 Na^+ 通道,使传导阻滞,产生局麻作用。即,局麻药以非解离型进入神经细胞内,以解离型作用在神经细胞膜的内表面,与 Na^+ 通道的一种或多种特异性结合位点结合,产生 Na^+ 通道阻断作用。此外,局麻药的作用又具有频率依赖性和电压依赖性。快 Na^+ 通道对局麻药更敏感,频率依赖性为使用依赖性(use-dependence)。在静息状态及静息膜电位增加的情况下,局麻药的作用较弱。这可能是由于在细胞解离型的局麻药只有在 Na^+ 通道处于开放状态时才能进入其结合位点而产生 Na^+ 通道阻断作用。而细胞膜上有多种 Na^+ 通道,这些 Na^+ 通道对局部麻醉药的敏感性不一样,这可能是麻醉失败的一个原因。

12.2　局麻药——阿替卡因

目前认为,局麻药具有的亲脂性、非解离型是穿透神经的必要条件,而穿透神经细胞后则须转变为解离型带电的阳离子才能发挥作用。所以,局麻药的解离速率、解离常数(pKa)及体液pH与局麻作用密切相关。阿替卡因的分子式由苯环及五环中间链和胺基团构成,而其他的麻醉剂仅有苯环结构,所以它比其他麻醉剂在体内更易降解,有效浓度更接近于组织液,故更容易穿透神经细胞膜而产生去极化,阻断痛觉的传导。

第13章 减少注射疼痛的方法

13.1 注射针头

阿替卡因注射器使用的针头比普通注射器的针头更小,能够有效减轻注射疼痛。疼痛部分来自注射针头刺入黏膜的机械损伤,另一部分来自注射麻药时局部组织的快速膨胀。针头分为针尖、针梗和针栓。5号、7号针头在针梗长度相同时,5号针头针梗体积只是7号的51%,也就是说7号针头在穿刺注射时造成的洞创是5号针头的2倍大,甚至更大。临床上,有时要选用7号针头做穿刺抽吸活检,看中的就是洞创大。行口腔内麻醉自然是针头越细越短,创伤越小,痛苦越小。

13.2 局麻药

麻药性能的差异不同,疼痛反应也不一样。由于阿替卡因局麻药液的扩散速度较快,因此,注射部位产生的压力较小,注射时产生的疼痛较小。

13.3 麻醉方式

神经阻滞麻醉需穿透黏膜、肌肉,直达骨面,进针的深度较长,穿透组织较多,极易产生疼痛,因此,浸润麻醉较阻滞麻醉注射时产生更小的疼痛感。

13.4　质　感

阿替卡因注射器的针头直径小,制作工艺好,视觉和心理上的感觉好,利于防治牙科畏惧的发生。

13.5　注射速度

推荐黏膜下浸润麻醉1.3mL/min,阻滞麻醉1.0mL/min,腭侧麻醉0.5mL/min,牙周膜麻醉0.3mL/min。目前的观点认为组织快速膨胀后的局部压力会诱导患者产生更为明显的疼痛感受。

13.6　分层麻醉的应用

实施注射麻醉前进行表面麻醉,可将药剂放在进针处2~5min,然后按常规方法进针注射可减少进针疼痛。有临床研究对此作了比较。试验组:在使用口腔局部黏膜消毒后,用棉签蘸取1%地卡因于下前乳牙颊侧牙龈与口腔黏膜处按压约60s;表面麻醉后用盐酸阿替卡因局部浸润麻醉。该麻醉方法即为分层麻醉,先麻醉表面黏膜层,然后在黏膜表面作进一步的浸润麻醉,麻醉生效后用乳牙钳拔除滞留乳牙。对照组:在使用口腔局部黏膜消毒后,直接用盐酸阿替卡因做颊侧牙龈及口腔黏膜的局部浸润麻醉,麻醉生效后用乳牙钳拔除滞留乳牙。结果显示,表面麻醉加浸润麻醉即分层麻醉的效果优于直接浸润麻醉。

13.7　黏膜下浸润麻醉

对腭侧注射时,使用无菌棉签按压于注射点附近可防止产生黏骨膜分离;对唇颊侧注射时,牵引颊侧注射处的黏膜使之绷紧,以利于减少穿刺的疼痛;进针后,针头刺入骨膜可后退0.2cm再注射,以避免骨膜下分离造成的疼痛。

13.8 减少注射的次数

以阻滞麻醉代替浸润麻醉,比如牙周治疗过程中ASMA代替颊舌侧的多次浸润麻醉。常有患者感觉腭大孔和切牙孔注射区域的疼痛与不适,主要是上颌牙齿牙龈腭侧由鼻腭神经和腭前神经支配以外,其他如牙周膜、牙槽骨由上牙槽前、中、后神经支配。因此,结合多年的临床实践与对比研究:拔除上颌病灶牙时,不必对腭大孔或切牙孔进行注射,同样能达到理想的镇痛效果,这样易于被患者理解和接受,对麻醉注射的恐惧感较小,具有操作简单、实用、省时和减少腭侧不良反应的特点。

13.9 间断性注射

在麻醉的不同阶段,调整注射速度并有计划地间歇停顿,亦可减轻注射时的疼痛。

13.10 注射系统

这类注射系统更加精确,通常其产生的注射疼痛较传统的注射系统更低,但此类注射系统的价格比较高昂。研究显示,计算机控制局部麻醉仪麻醉进针和其产生的注射疼痛显著低于传统的金属手推注射器。STA属于计算机控释局部麻醉系统,通过视频及音频信号提示系统,可使牙周韧带的注射压力更小、更加准确;通过对麻醉剂流速的控制,使患者的疼痛低于患者的疼痛阈值,从而使患者感觉更舒适。另外,将STA应用于黏膜下的浸润麻醉和神经干的传导阻滞麻醉,也会使患者的舒适度增加。注射过程中的针刺痛是在麻醉之前发生的,也是多数患者惧怕麻醉及治疗的一个重要因素。早在1965年,Melzack等提出的疼痛门理论认为,神经纤维在受到压力、震动等无害刺激时能够降低对疼痛刺激的敏感性。因此,临床上的一些器械就是利用这一原理通过无害性的震动刺激来缓解患者注射时的疼痛,包括Vibraject、Dentalvibe、Accupal系统。

第14章 常用局部麻醉方式之间的研究比较

14.1 浸润麻醉和阻滞麻醉的比较

14.1.1 上颌磨牙龋病或牙髓炎治疗

研究年龄为22～56岁,患牙需在局麻下行去龋、开髓或拔髓操作,局麻药为2%利多卡因(含1:80000肾上腺素)。患者被随机分为三组,每组各100例:颊黏膜下浸润麻醉1.8mL组;颊黏膜下浸润麻醉0.9mL组;阻滞麻醉组,即上牙槽后神经加腭前神经阻滞麻醉(腭大孔注射法),剂量为1.2～1.5mL。

注射麻药时的疼痛比较:1.8mL的浸润麻醉方式与0.9mL的浸润麻醉方式之间无显著性差异,但是注射疼痛轻。研究还提示0.9mL含1:80000肾上腺素的2%利多卡因颊侧浸润麻醉,即可获得较好的上颌磨牙牙髓麻醉效果。1.8mL的浸润麻醉方式与阻滞麻醉方式、0.9mL的浸润麻醉方式和阻滞麻醉之间有显著性差异,阻滞麻醉方式的多数疼痛评分在2分以上(62/100),主要为腭侧注射时疼痛严重。

在注射麻醉起效后,进行牙体牙髓疾病治疗的过程中,麻醉效果的有效率分别为1.8mL的浸润麻醉方式组87%、0.9mL的浸润麻醉方式组83%、阻滞麻醉方式组89%。这表明阻滞麻醉法中的腭大孔注射法的麻醉腭侧效果要优于浸润麻醉。1.8mL的浸润麻醉方式、0.9mL的浸润麻醉方式、阻滞麻醉方式组分别有4、6、3名患者感疼痛不能忍受。对于局麻失败的病例,可以采用牙髓内麻醉,即在根管内注射少量的麻药即可达到麻醉效果,可继续完成操作。

14.1.2 阿替卡因颊侧浸润麻醉和IANB的研究

阿替卡因浸润麻醉和2%利多卡因IANB的效果没有差别;颊侧浸润麻醉的持续时间较短,20min后麻醉效果开始消退;研究报道在第一次浸润麻醉注射后的25min后再次使用4%阿替卡,因重复注射可将麻醉时间有效地延长至109min;IANB+阿替卡因浸润麻醉对健康志愿者和不可逆性牙髓炎患者的麻醉效果显著高于IANB+利多卡因浸润麻醉;IANB+利多卡因浸润麻醉报道认为麻醉成功率与单纯的IANB没有区别;关于不可逆性牙髓炎患者IANB失败后补加阿替卡因颊侧浸润麻醉的临床试验的成功率,前磨牙的成功率为100%,第一磨牙的成功率为58%,第二磨牙的成功率为48%。

14.1.3 利多卡因局部浸润麻醉与神经阻滞麻醉拔除上颌磨牙

研究432例患者,其中,女性204例,男性228例;年龄为18~75岁,平均为44.5岁;左上磨牙215颗,右上磨牙239颗,共计454颗。将患者随机分为两组:阻滞麻醉组(对照组,215例)和浸润麻醉组(试验组,217例)。将两组患者的性别、年龄、病情等比较,差异无统计学意义,具有可比性。

注射过程中浸润麻醉组无痛或轻度疼痛207例,阻滞麻醉组无痛或轻度疼痛167例,前组的疼痛程度低于后组,两组局麻注射时的疼痛差异有统计学意义。

麻醉效果比较:浸润麻醉组,优秀62.2%,良好31.8%;阻滞麻醉组,优秀69.7%,良好27.0%;两组数据经卡方检验,差异无统计学意义。并发症结果显示,浸润麻醉组仅发生2例晕厥,阻滞麻醉组的晕厥等并发症计9例,两组发病率差异有统计学意义。由此可见,上颌磨牙拔除时,如果难度不大,可优先选择浸润麻醉来完成治疗。

14.1.4 7种不同注射方式的疼痛研究

有研究把注射方法分为4组,结果显示处于低等SEM(均值标准误差,standard error of the mean)中位数的为上牙槽后神经阻滞和下牙槽神经阻滞,处于中等SEM中位数的为下前牙局部浸润和下后牙局部浸润,处于高等SEM中位数的为上前牙局部浸润和腭大神经阻滞,处于最高SEM中位数的为鼻腭神经阻滞。鼻腭神经阻滞产生最大的疼痛反应(SEM中位数为10),上牙槽后神经阻滞和下牙槽神经阻滞引起的疼痛最小(SEM中位数分别为3和4)。

上前牙局部浸润、腭大神经阻滞和鼻腭神经阻滞明显比其他部位的注射产生更严重的疼痛,这很可能是因为上颌前牙区和腭部附着组织紧密与注射产生较大的压力,导致这样的结果。口内注射的解剖位置是引起疼痛反应最重要的决定因素之一。据此,在注射麻药时,操作者优先考虑上颌后牙区,然后是下颌区,最后考虑上颌前牙区和腭侧。

14.2 浸润麻醉和牙周膜麻醉的比较

有研究在牙体预备中使用斯康杜尼牙周膜麻醉和浸润麻醉的效果进行比较。患者共62例,128颗上颌前牙为修复基牙,女性29例,男性33例;年龄为20~70岁,平均为48.24岁。对照组有32例65颗牙,在患者黏膜转折处骨膜上浸润,注射0.5mL的2%斯康杜尼,注射后3min行牙体预备;实验组有30例63颗牙,选用2%斯康杜尼局麻药,采用计算机控制局部麻醉注射仪(C-CLAD)行基牙牙周膜注射,远中颊侧为注射点,将针尖置入牙龈沟内,针尖与牙齿长轴呈30°,针尖斜面朝向牙槽骨面,沿牙体长轴方向将针头轻轻探入,当针头进入牙周韧带组织中,听到仪器语音提示已找到正确的进针位置,注射0.5mL的2%盐酸甲哌卡因,注射后3min行牙体预备。

结果显示,试验组牙周膜麻醉总有效率和患者满意度分别为90.47%、93.34%;对照组浸润麻醉的分别为78.46%、75.01%;差异有统计学意义。研究提示,牙周膜麻醉在牙体制备操作中也可获得良好的麻醉效果。

14.3　浸润麻醉+阻滞麻醉+牙周膜麻醉的研究比较

下颌后牙不可逆性牙髓炎患者130名,女性73名,男性57名,18~65岁;下颌前磨牙27颗,下颌第一磨牙39颗,下颌第二磨牙64颗;A组为2%盐酸利多卡因注射液行下齿槽、颊、舌阻滞麻醉,B组4%阿替卡因肾上腺素注射液行颊、舌侧浸润麻醉;对于中度或者重度疼痛者,则使用4%阿替卡因肾上腺素注射液补充牙周韧带麻醉(AS组与BS组)。开髓、拔髓、根管预备过程中无痛或者轻度疼痛被视为麻醉成功。

研究结果显示,A组(利多卡因INAB)的麻醉成功率为第二磨牙38.9%,第一磨牙44.4%,前磨牙45.5%;B组(阿替卡因颊舌侧浸润)的麻醉成功率为第二磨牙39.3%,第一磨牙47.6%,前磨牙87.5%。补充牙周膜麻醉前两组的麻醉成功率在磨牙上差异无统计学意义;但在前磨牙浸润麻醉的麻醉成功率高于阻滞麻醉,其差异有统计学意义;A组前磨牙麻醉成功率与磨牙麻醉成功率差异无统计学意义,但B组前磨牙麻醉成功率高于磨牙麻醉成功率,其差异有统计学意义。其原因是前磨牙区有颏神经出颏孔后位于颊侧骨面,麻药容易阻断此区的神经传导。

在补充牙周膜麻醉后,A组的麻醉成功率为第一磨牙83.3%,第二磨牙91.7%,前磨牙100%;B组的麻醉成功率为第一磨牙90.5%,第二磨牙92.9%,前磨牙100%。补充麻醉后两组前磨牙和磨牙的麻醉成功率都有所增加,并且补充麻醉后第一磨牙、第二磨牙的麻醉成功率在A、B两组均高于未补充麻醉前,差异具统计学意义。下颌磨牙不可逆性牙髓炎患者使用两种麻醉方法可以取得相似的成功率,但是下颌前磨牙浸润麻醉可以取得比阻滞麻醉更高的成功率,且前磨牙浸润麻醉的成功率高于磨牙浸润麻醉,补充牙周韧带麻醉还可提高下颌磨牙的麻醉成功率。

14.4 4种不同的麻醉方法的比较研究

比较下颌神经阻滞麻醉、黏膜下浸润麻醉和牙周膜内浸润麻醉、髓腔内浸润麻醉4种不同麻醉方法在牙髓病治疗中的止痛效果。80例牙髓炎患者为研究对象,随机将其分为4组,每组20颗患牙,共20例患者;治疗时分别采用阿替卡因行牙周膜内浸润麻醉、黏膜下浸润麻醉、牙髓腔内浸润麻醉、下颌神经阻滞麻醉4种方法,对麻醉的起效时间、持续时间和麻醉效果等进行比较。

与牙周膜内浸润麻醉和牙髓腔内浸润麻醉相比,下颌神经阻滞麻醉和黏膜下浸润麻醉的麻药用量较大,麻醉的起效时间较晚,但持续时间较长,推注时阻力较小;麻醉效果比较上,下颌神经阻滞麻醉的效果最好,但4种麻醉方法的综合麻醉效果评分差异无统计学意义。4种麻醉方法各有优势,在临床上应综合考虑以选择适宜的麻醉方法。牙髓腔内浸润麻醉和牙周膜内浸润麻醉的临床麻醉效果较差,是对单个牙齿的麻醉,对注射部位的恐惧感较小,患者容易接受,但注射针刺入时患者感到疼痛的较多,并且麻醉的持续时间较短从而限制了临床的操作时间。黏膜下浸润麻醉法的麻醉效果较好,临床操作也较易掌握,麻醉的持续时间较长,患者对注射部位的恐惧感相对下颌神经阻滞麻醉也较小。下颌神经阻滞的麻醉效果最好,医生在临床操作时有足够的时间完成相关的治疗,且麻醉的持续时间长;但也存在一定的缺点,相对于其他的注射方法,患者对麻醉注射部位的恐惧感较高,临床操作相对较难掌握,并且对高血压及心血管病患者不适合。

第15章 特殊人群口腔局麻药的选择

15.1 原 则

（1）局麻前的问诊至关重要，必须了解患者的病史和正在以及曾经服用的相关药物，对患者进行合理评估并选择合适的局麻药。

（2）良好的医患沟通的建立能够有效建立医患之间的信任关系，使患者更好地接受、参与和配合治疗。

（3）采用下述方法增强患者的感官控制能力：向患者简单描述治疗步骤；分散注意力，引导想象，使患者忘记所处的环境，如戴视频眼镜观看DVD节目或戴耳机收听歌曲；使用积极的话语鼓励患者接受麻醉，并允许患者采取措施减轻或终止紧张情况。

（4）使用肢体语言和平和的语气帮助患者在心理与生理上放松，同时教导患者一些适合的放松技巧来应对局麻治疗，如肌肉放松、深吸气、慢吐气等。

（5）在注射点周围涂布表面麻醉药（不少于1min），以减轻穿刺时的疼痛。

（6）采用STA无痛治疗仪进行局麻可减轻甚至消除穿刺和注射

时的疼痛。

（7）操作过程中尽可能将注射器置于患者的视野之外。

（8）缓慢注射局麻药,速度掌握在1～2min内注射完1.7～1.8mL局麻药。

（9）在麻醉的不同阶段,调整注射速度并有计划地间歇停顿,亦可减轻注射时的疼痛。

（10）麻醉后询问患者的反应,并为后续治疗提供意见反馈。

15.2　儿童患者

（1）儿童局麻药的安全剂量(mg)为:体重(kg)×1.33。

（2）儿童尽量不选含肾上腺素的口腔局麻药,避免软组织溃疡或组织坏死。

（3）使用血管收缩药时要注意麻醉时间延长后儿童咬伤嘴唇、面颊和舌的可能性。

（4）对于3岁以下,推荐0.25%不含肾上腺素利多卡因;对于3～4岁,除前述的利多卡因外,可以选择不含肾上腺素的3%甲哌卡因;对于4岁以上,还可选用阿替卡因。

（5）在局麻药的选择中,2%利多卡因加1:100000肾上腺素是儿童的局麻药,尤其是下牙槽神经阻滞麻醉的首选麻药。

（6）4%阿替卡因可用于下颌骨颊侧浸润麻醉,但需要适当降低注射剂量以避免毒性。

15.3　孕妇及哺乳期妇女

（1）按照美国食品药品监督管理局妊娠分级,药物分为A、B、C、D、X等5类。

（2）孕妇一般慎用或不用血管收缩剂,防止引起流产或早产。口腔局麻药会微量分泌于乳汁,一般不影响哺乳。

（3）怀孕状态是局麻药的相对禁忌证。孕期前3个月，药物易影响胚胎；最后3个月，有些孕妇存在药物代谢障碍；孕中期3个月是最安全的时期。

（4）阿替卡因和甲哌卡因为C类妊娠药。动物研究证实其对胎儿有副反应，仅在权衡药物对胎儿利大于弊时给予，建议谨慎使用。

（5）利多卡因和丙胺卡因属B类妊娠药。动物生殖实验未显示对胎仔有危害，但尚缺乏临床对照观察的资料，推荐首选使用。

15.4　心脑血管疾病患者

（1）心脑血管疾病患者不用或慎重使用血管收缩剂。左旋异肾上腺素不超过0.2mg，肾上腺素不超过0.04mg。严重的脑血管意外或心肌梗死患者6个月内尽量避免使用局麻药，避开急性期可能诱发的严重的不良反应。

（2）高血压患者的血压超过160/100mmHg（1mmHg=0.133kPa）时需在心电监护下使用局麻药，超过180/110mmHg时需先控制血压再进行麻醉。

（3）伴有室性心律失常的患者选用利多卡因，可促进心肌细胞内K^+外流，降低心肌自律性，具有抗心律失常的作用。

（4）心脏起搏器和支架本身对肾上腺素和局麻药无特殊的选择性。

15.5　凝血障碍或正在使用抗凝药物患者

（1）其自身对局麻药并无特殊的选择性，建议选用细针进行注射，减少创伤和药物的剂量。

（2）一般建议局麻前检查患者的凝血国际标准化比值（international normalized ratio，INR），保证INR在2.0～2.5，局麻注射及后续牙科治疗就相对安全。

（3）口腔医生无权决定让患者停用抗凝药物，也不主张停用。

15.6　肾功能障碍患者

（1）肾脏是局麻药的主要排泄器官,对于肾衰或肾功能减退患者,尤其是肾透析患者,口腔医生应与肾内科医生仔细评估。

（2）选择合适的治疗时机,尽量减少局麻药与血管收缩剂的用量,防止代谢产物蓄积,以免药物代谢产物的蓄积中毒。

15.7　肝功能不全患者

（1）酰胺类局麻药大多通过肝脏代谢,酯类局麻药主要由血浆胆碱酯酶代谢。

（2）肝功能受损时主要影响酰胺类局麻药代谢,可选择酯类局麻药,如氯普鲁卡因或普鲁卡因。

（3）阿替卡因作为一种特殊的酰胺类局麻药,90%～95%被血浆胆碱酯酶代谢,只有极少量由肝脏代谢,因此,肝功能不全时阿替卡因也是不错的选择,但应尽量减少其用量。

15.8　抑郁症患者

抑郁症患者常服用三环类抗抑郁药(tricyclic antidepressive agents,TCA)和单胺氧化酶抑制剂(monoamine oxidase inhibitor,MAOI),甲哌卡因与两者作用均可产生不良反应,加重患者的抑郁症状,因此,抑郁症患者禁用斯康杜尼。

15.9　牙科焦虑症患者

（1）对于局麻药和血管收缩药的选择无特殊性,但局麻时需要特殊的语言能力和技巧。主要是处理好3个主要问题:医患关系,患者应对压力环境的感觉控制,患者对潜在致其恐惧的环境的感觉控制。

(2)对于轻中度恐惧的患者,语言和行为镇静,以及吸入笑气或口服苯二氮䓬类药物可缓解患者的焦虑。对于高度恐惧的患者建议吸入笑气或给予静脉药物镇静来控制焦虑。

(3)局麻穿刺时尤其要提醒患者自我控制和固定体位、头位及张口度。

15.10 癫痫患者

(1)癫痫俗称为"羊癫风"或"羊角风",是大脑神经元的突发性异常放电,导致短暂的大脑功能障碍的一种慢性疾病。中国约有900万患者,每年新增40万。

(2)有癫痫病史患者建议在心电监护下使用局麻药。

(3)阿替卡因可能诱发癫痫,禁止被应用于癫痫患者。

15.11 运动员

(1)使用阿替卡因时需注意,其药物活性成分可导致兴奋剂检查尿检阳性的结果。

(2)一般禁止使用血管收缩剂,不含肾上腺素的斯康杜尼是运动员局麻的首选药物。

15.12 牙外伤或牙脱位患者

为保证牙髓活性,便于牙髓血运重建,进行牙复位固定、盖髓术或活髓切断时,应避免使用含有血管收缩剂的局麻药,且尽量不使用牙周膜注射或浸润麻醉。

15.13 放疗患者

(1)患者本身对局麻药的选择没有特殊性。

(2)其口腔局部血运较差,建议不要使用含有血管收缩剂的局麻药,以免引起组织坏死。

15.14 糖尿病患者

肾上腺素可降低胰岛素降血糖的作用,对于血糖控制不佳或大量使用胰岛素的糖尿病患者建议慎用或避免使用含肾上腺素的局麻药。

15.15 甲状腺功能亢进患者

(1)对口腔局麻药本身并无特别的选择性。

(2)未予治疗和疗效不佳的甲状腺功能亢进患者是使用血管收缩药的绝对禁忌证。

(3)甲状腺素分泌的增加,会导致交感神经兴奋性增高,出现心率加快、出汗、血压增高等表现。肾上腺素通常会加重上述的症状,因此,建议不用或慎用含肾上腺素的局麻药。

(4)已经控制的甲状腺功能亢进患者是使用高剂量血管收缩药的相对禁忌证,但可使用小剂量的血管收缩药,或者选择不含血管收缩药的局麻药。

15.16 呼吸系统疾病患者

(1)对于局麻药和血管收缩药的选择无特殊性。

(2)对于肺气肿、慢性支气管炎和慢性阻塞性肺疾病的患者,局麻时建议患者取坐位或半卧位,避免仰卧位。

15.17 神经系统疾病患者

局麻药是中枢神经系统的抑制药物。若患者存在中枢神经系统的抑制,给予局麻药前要仔细评估,避免加深对中枢神经系统的抑制或在麻醉科医生的监护下进行局麻。

15.18　对局麻药过敏的患者

(1)局麻前首先要询问患者对哪种局麻药过敏,如果是普鲁卡因等酯类局麻药,必须避免再次使用酯类局麻药,尤其如地卡因、苯佐卡因等表面麻醉药。

(2)对酯类局麻药有过敏史的患者,建议使用利多卡因,使用前应进行过敏试验:皮内试验时将2%利多卡因0.1mL稀释至1mL,皮内注射0.1mL,20min后观察反应;局部红肿红晕的直径超过1cm者为阳性。黏膜实验是将上述稀释液涂布一侧鼻腔黏膜,每隔2min检查局部反应;黏膜充血肿胀,甚至该侧鼻孔完全阻塞者为阳性。

(3)对于真性局麻药过敏患者,如过敏性皮炎、哮喘发作、全身过敏等,建议避免当天继续治疗。复诊时选择另一种局麻药进行过敏试验,结果为阴性后方可使用。

(4)一些患者自述对肾上腺素过敏,因为合成的肾上腺素和内源性肾上腺素是一样的,不可能发生过敏反应。发生的心悸、高血压和焦虑不安的现象实际为非过敏性的药物不良事件。

第16章　常用局麻药的比较研究

16.1　甲哌卡因和阿替卡因的比较

甲哌卡因和阿替卡因都属于酰胺类中效局麻药,均为法国公司出品。甲哌卡因(即斯康杜尼)为1.8mL包装,阿替卡因肾上腺素注射液为1.7mL包装。甲哌卡因肾上腺素注射液含36mg甲哌卡因,18μg肾上腺素;阿替卡因肾上腺素注射液含有68mg阿替卡因,17μg肾上腺素。阿替卡因肾上腺素注射液浓度为4%;甲哌卡因肾上腺素注射液浓度为2%,甲哌卡因注射液浓度为3%。

有学者对甲哌卡因和阿替卡因关于根髓探痛的麻醉进行了研究。研究对象为牙髓失活不全、麻醉效果不佳或残髓炎患者,因根髓探痛明显而不能完成拔髓。

选择适合纳入条件的患者120例,共120颗患牙,男性63名,女性57名,年龄为18~60岁,平均为30.17岁。其中,前牙20颗,前磨牙32颗,磨牙68颗。将患者按就诊先后次序分为A、B两组,每组60颗牙。A、B两组分别缓慢加压注射0.2~0.3mL盐酸甲哌卡因/肾上腺素注射液、盐酸阿替卡因肾上腺素注射液,注射30s开始操作。无痛和微痛能完成根髓拔除治疗的患者为有效,疼痛缓解但不能耐受根髓拔除者为无效。

A组:无痛48颗,微痛7颗,无效5颗,总有效率为91.67%,无效率8.33%;B组:无痛45颗,微痛9颗,无效6颗,总有效率为90.00%,无效率10.00%。将局麻药/肾上腺素注射液直接注入牙髓腔中麻醉后拔除根髓,取得良好的效果,两组比较的差异无统计学意义。

本组120颗患牙经注射后疼痛均有不同程度的减轻,但也有麻醉失败、麻醉效果下降的患牙,分析可能因为感染严重的渗出液过多,致使髓腔内的pH改变。注意在根髓麻醉时需将注射液缓慢注射,1mL药液的注射时间不少于60s,有时磨牙位置靠后而不易注射,可将注射针微微折弯,小心操作从而不易折断。

一直以来,在根管治疗中对牙髓复杂的患牙如何获得足够深度的麻醉是一个问题,尤其是下磨牙。通常,下磨牙的麻醉神经阻滞麻醉用得比较多,但在炎症或感染状态下的效果较差。这时,在其他麻醉无效的情况下,直接把局麻药注入牙髓腔是一个有效的局麻补充或加强的方法。

16.2 利多卡因和阿替卡因的比较

16.2.1 阿替卡因与利多卡因麻药

阿替卡因同利多卡因一样均属于酰胺类,所不同的是其化学结构不含苯环,由芳香环和噻唑环组成。因此,其在体内更易降解,故短时间内重复注射较安全,经肾排出,比利多卡因快约4倍,没有发生蓄积中毒的危险,很适用于肝肾功能略差的老年人、小儿及孕妇等。复方阿替卡因和利多卡因的麻醉药理作用类似,均是通过阻断神经传导达到局部麻醉的效果。阿替卡因溶液在使用中,一般会增加肾上腺素从而达到收缩局部血管的效果。

与传统的麻醉剂(普鲁卡因、利多卡因)相比,阿替卡因pKa值(酸的电离常数的负对数)与组织的pH更接近,组织穿透性好,更易穿透神经细胞膜,起效更迅速,2min内起效。有研究显示,在白内障手术中应用阿替卡因或利多卡因,或布比卡因,比较各自的麻醉效果,发现阿替卡因注射2min即刻麻醉运动神经,比布比卡因、利多卡因快,统计学上有明显差异;而且它与蛋白质的结合力较利多卡因强,因而麻醉的持续时间可长达2~3h,但其毒性较利多卡因低,少见过敏反应。另有研究曾对1979个患牙应用阿替卡因局部浸润麻醉,报道麻醉优良率达到96.26%,麻醉作用时间长达2.5~3.5h,麻醉效能是利多卡因的1.5倍。

16.2.2　国内外的研究情况

研究4%阿替卡因与2%利多卡因(均加入1∶100000肾上腺素)的麻醉效果,发现在上颌侧切牙麻醉时阿替卡因比利多卡因的成功率更高,在对上颌尖牙牙髓的麻醉中两者的效果相当,但阿替卡因的麻醉持续时间更长。4%阿替卡因加入1∶100000肾上腺素比2%利多卡因加入1∶100000肾上腺素进行下颌磨牙颊侧注射的牙髓麻醉效果更佳。4%阿替卡因对下颌第一磨牙的颊侧注射的麻醉效果近似于使用2%利多卡因进行下齿槽神经阻滞麻醉(IANB),4%阿替卡因颊侧注射麻醉可以有效替代IANB。4%阿替卡因对上颌后牙颊侧注射的麻醉成功率为100%,2%利多卡因对第一前磨牙麻醉成功率为80%,对第一磨牙麻醉成功率为30%,2%利多卡因用于第一磨牙的成功率较低,可能是由于磨牙区与第一前磨牙区相比,牙槽骨的厚度更宽,因而第一磨牙牙根周围的药物浓度降低。

16.2.3　上颌磨牙拔除麻醉

研究拔除上颌恒磨牙时不施行腭侧注射麻醉的可行性,试验牙颊侧前庭沟注射1.7mL盐酸阿替卡因,对照牙颊侧注射2%盐酸利多卡因1.7mL,腭侧注射2%盐酸利多卡因0.25mL。

常有患者感觉腭大孔和切牙孔注射区域的疼痛与不适,且上颌牙齿牙龈腭侧由鼻腭神经和腭前神经支配以外,其他如牙周膜、牙槽骨由上牙槽前、中、后神经支配,但上颌骨颊侧骨质疏松多孔的解剖学特征也为麻醉药物的充分扩散提供了有利条件。结果显示,试验组阿替卡因浸润的麻醉效果与对照组利多卡因浸润麻醉+腭侧麻醉的相当,提示阿替卡因颊侧浸润麻醉拔除上颌恒磨牙可不施行腭侧注射麻醉,具有一定的可行性。

16.2.4　下颌第一磨牙的麻醉

在利多卡因和阿替卡因对健康志愿者下颌第一磨牙的麻醉效果上,发现下颌第一磨牙阿替卡因浸润麻醉的成功率显著高于利多卡因浸润麻醉。其原因主要为阿替卡因浸润的性能好;利多卡因浸润的性能较差+下颌骨骨质致密;下颌第一磨牙牙周膜面积较大。

16.2.5　上颌后牙不可复性牙髓炎麻醉

对40例上颌后牙不可复性牙髓炎患者分组后,分别使用2%利多卡因和4%阿替卡因进行颊侧注射麻醉,比较两药在开髓时的麻醉成功率。结果显示,阿替卡因组与利多卡因组间存在明显差异:4%阿替卡因在上后牙的颊侧注射麻醉中的效果优于2%利多卡因。

16.2.6　唇舌侧麻醉

为进一步减少注射麻醉的疼痛,部分学者们尝试在唇/腭(舌)单侧注射麻药。有研究通过使用1.8mL 2%利多卡因(1∶100000肾上腺素)分别在前牙的唇舌侧注射麻醉,结果证实单独舌侧浸润的麻醉成功率为47%,单独唇侧浸润的麻醉成功率为63%,而给予唇/舌双侧浸润麻醉的患者30min后的麻醉成功率仍大于92%。在另一项研究中,使用1.7mL 4%阿替卡因(1∶100000肾上腺素)单独前牙唇侧浸润麻醉的成功率为76%,双侧浸润的麻醉成功率增加至98%。

这些研究结果证实,目前配方的利多卡因和阿替卡因在前牙单侧注射麻醉均不能有效麻醉唇舌两侧独立的神经支配,若想有效控制疼痛,仍需唇/腭(舌)双侧浸润。

16.2.7　在牙髓病中应用利多卡因、阿替卡因浸润麻醉的效果

牙髓病患者共124例,女性50例,男性74例;年龄为19~78岁,平均年龄为(43.7±4.9)岁。分为A组及B组,麻醉药物分别为利多卡因、阿替卡因,A组(利多卡因)优良率为79.03%,B组(阿替卡因)的为91.94%;B组的麻醉效果优于A组。阿替卡因在牙髓病治疗过程中的麻醉效果较好,在对牙髓病患者进行治疗时可优先选用阿替卡因作为麻醉药物。

阿替卡因中含有较多的非离子型物质,其解离常数明显低于利多卡因,因此对牙髓病的麻醉效果较好。阿替卡因中的肾上腺素可起到缩短麻醉起效时间的作用,一般注入1~3min可以起到麻醉作用,而利多卡因需要在3~7min后才能产生麻醉作用。利多卡因的麻醉维持时间仅能达到1.5~3.0h,而阿替卡因可达到2.5~3.5h。

16.2.8　阿替卡因和利多卡因用于老年人拔牙麻醉

共134例老年拔牙患者,共221颗患牙。其中,男性71例,116颗牙;女性63例,105颗牙。复方阿替卡因麻醉组患者67例,113颗牙;男性37例,女性30例;年龄为60~87岁,平均为76岁。利多卡因麻醉组患者67例,108颗牙;男性34例,女性33例;年龄为59~88岁,平均为75岁。两组患者间的年龄、性别差异无统计学意义($P>$0.05)。采用神经末梢局部浸润麻醉或神经干阻滞麻醉时,复方阿替卡因使用量为0.5~1.7mL,利多卡因注射液使用量为2~5mL。结果显示,复方阿替卡因的麻醉效果较优。

16.2.9　阿替卡因和利多卡因在活髓牙牙体预备中的麻醉效果

患者共60例,共78颗牙均为活髓牙进行金属烤瓷冠修复,女性35例,男性25例,年龄为23~52岁。A组有30例、46颗牙,采用阿替卡因进行浸润麻醉;B组有30例、32颗牙,采用2%利多卡因进行浸润麻醉活髓牙牙体预备。使用阿替卡因组的镇痛有效率为95.65%,维持时间为2.5~1.2h;使用2%利多卡因组的镇痛有效率为77.72%,维持时间为1.5~0.5h,两组间的镇痛效果和维持时间经统计学处理有显著性差异。

16.3　利多卡因和斯康杜尼的比较

甲哌卡因的麻醉效果更强,起效时间更快,是利多卡因的1.5倍,是普鲁卡因的1.9倍。与其他酰胺类麻醉剂不同的是,斯康杜尼不具有血管扩张的作用,因此不需要加入血管收缩剂。斯康杜尼的主要成分甲哌卡因与利多卡因相比,具有较低的酸性药物解离常数的负对数值(pKa),作用机制与可逆性地封闭钠通路、抑制神经细胞膜去极化有关,蛋白结合率高,并且2%斯康杜尼含少量的肾上腺素,因而麻醉显效快,作用时间延长,麻醉强度显著提高,使开髓、去髓、根管预备等操作能在无痛状态下更好地进行。

16.3.1　上颌磨牙牙髓的麻醉效果

上颌磨牙龋病或牙髓炎初诊患者共207名,其中,女性134名,男性73名,平均为37.4岁。207例患者的243颗上颌磨牙需做牙髓治疗,其中,急性牙髓炎患牙112颗,慢性牙髓炎57颗,慢性牙髓炎急性发作74颗。

A组斯康杜尼行颊侧黏膜下浸润麻醉1.8mL;B组斯康杜尼浸润麻醉,剂量为0.9mL;C组为2%盐酸利多卡因上牙槽后神经(上颌结节注射法)加腭前神经阻滞麻醉(腭大孔注射法),上颌结节处剂量为2.5~3.0mL,上颌第一磨牙近中颊根根尖区浸润麻醉剂量为0.5~1.0mL,腭前神经阻滞麻醉剂量为0.3~0.5mL。

A组与C组、B组和C组之间的注射时疼痛评分差异有显著性($P<0.05$),而A组与B组之间的注射时疼痛评分差异无显著性($P>0.05$);C组多数注射时疼痛评分在4分以上(47/69),主要为腭侧注射时疼痛严重。将操作时的疼痛评分为0,评分为1的患者计麻醉有效,各组有效率为A组86.97%、B组85.51%、C组88.41%。A、B、C组分别有3、4、2名患者感疼痛不能忍受,行髓腔内注射后可继续操作。卡方检验显示各组间差异无统计学意义($P>0.05$)。

16.3.2 口腔局部浸润麻醉中的应用观察

共181例患者,患牙202颗,下颌75颗,上颌127颗;年龄为20~60岁,女性84例,男性97例。试验组使用斯康杜尼,含2%甲哌卡因和1:100000肾上腺素;对照组使用2%盐酸利多卡因,5mL/支。试验组安装好卡局式局部麻醉注射系统后行局部浸润麻醉,在患侧唇(颊)侧及舌(腭)侧根尖区局部黏膜下进针,回抽无血,注射量为唇(颊)侧1.0~1.5mL,舌(腭)侧0.2mL,注射速度不宜超过0.025mL/s。对照组的注射部位同试验组,注射量为唇(颊)侧1.5~2.0mL、舌(腭)侧0.3~0.5mL。

试验组使用斯康杜尼,共109颗患牙,其中,完全麻醉的为86颗,无痛率为78.9%,无效麻醉的为0颗;对照组有93颗患牙,其中完全麻醉的为35颗,无痛率为37.6%,无效麻醉的有3颗。由患者报告局部麻醉感开始及消失的时间,试验组麻醉的起效时间平均为(2.1±0.6)min,麻醉的持续时间平均为(2.5±0.3)h;对照组麻醉的起效时间平均为(7.2±0.4)min,麻醉的持续时间平均为(2.0±0.4)h。

16.3.3 老年人拔牙麻醉中的临床效果

研究比较斯康杜尼和利多卡因在拔牙过程中麻药的注射疼痛以及血压和心率的变化。结果显示,斯康杜尼在注射时的疼痛分值低于利多卡因;对于上颌前牙、前磨牙、磨牙以及下颌前牙、前磨牙,斯康杜尼的局部浸润麻醉效果优于利多卡因;对于下颌磨牙,利多卡因的局部阻滞麻醉效果优于斯康杜尼。利多卡因和斯康杜尼注射后,患者的血压、心率与注射前无显著性差异。总的看来,1/10万单位的肾上腺素利多卡因与斯康杜尼均具有较高的安全性,斯康杜尼局部浸润麻醉的效果较好,利多卡因传导阻滞麻醉的效果较好。

16.4 利多卡因、斯康杜尼、阿替卡因的比较

16.4.1 药物性能的比较

药物性能比较见表16.1。

表16.1 药物性能比较

药物名称	起效时间(min)	持续时间	神经毒性	血管作用	过敏反应	安全剂量(mg)	备注说明
普鲁卡因	5	45~60min	小	扩张	有	100	易过敏,现少用
利多卡因	3	90~120min	中	扩张	少	80	适用广,经济实惠
甲哌卡因	2	120min	小	微收缩	罕见	150	3岁以下儿童禁用
地卡因	10	180min	大	不扩管	有	100	穿透力强,表面麻醉
阿替卡因	4	144min	小	微扩管	少	200	4岁以下儿童禁用
羟乙卡因			小	收缩			超强镇痛作用
罗哌卡因	4	9~11h	小		少		多用手术后镇痛

16.4.2 麻醉下拔髓的比较

比较利多卡因、甲哌卡因和阿替卡因3种局麻药在去髓操作中

的临床指标。诊断为不可复性牙髓炎需行开髓、去髓和根管预备的患牙60个,随机将其分入A、B、C共3组,分别用利多卡因、甲哌卡因和阿替卡因进行局部麻醉,对起效时间、持续时间、麻醉效果和价格等进行比较。结果为,A、B、C这3组指标的差别均无显著性;3种麻药的单支进价以利多卡因最便宜。利多卡因、甲哌卡因和阿替卡因的起效时间分别为(3.05±2.14)min、(2.35±1.93)min、(2.80±1.70)min;麻醉的持续时间分别为(136.65±61.04)min、(154.05±25.80)min、(195.40±85.79)min;麻醉效果上,阿替卡因最好,甲哌卡因其次,利多卡因最差;结论为甲哌卡因和阿替卡因的临床麻醉效果较好,利多卡因最便宜。

第17章 口腔局部麻醉的局部并发症

　　口腔局部麻醉的并发症是指在口腔局部麻醉过程中及麻醉后，由局部麻醉方法、局麻药品或患者自身因素引起的一系列症状或疾病，可分为局部并发症和全身并发症，主要集中在酯类局麻药。局部并发症的发生率较高，但其症状大多较轻，往往不会影响患者的正常生活，并能在较短的时间内自行缓解。全身并发症的发生率较低，但引起的症状较重。口腔局部麻醉是口腔疾病诊治过程中经常应用的技术之一，其并发症及不良反应的发生率为4.5%～13.0%。不能排除有威胁生命的可能。

　　局部并发症有血肿、牙关紧闭、注射区疼痛、注射针折断、无意识自伤、面瘫、感染、神经损伤、局部组织坏死等。全身并发症有眩晕、心动过速、激动、焦虑、恶心、战栗、晕厥、中毒、过敏、肾上腺素反应、心脑血管意外等。

　　局部并发症包括使用表面麻醉剂和注射麻醉剂时引起的各种组织损伤，其中有些组织损伤的临床表现较为明显，能够被及时发现并被给予对症治疗得以缓解，而有些损伤则无较好的应对方法，只能靠患者自身缓解。

17.1 血 肿

血肿是由于血管受损,血液从血管内渗透到周围组织而形成充满血液的腔洞。注射麻药的过程中,其由注射针头误刺破血管所致。其常发生于上牙槽后神经及上颌结节神经阻滞麻醉,其次是下牙槽神经阻滞麻醉,少见于颏神经和眶下神经阻滞麻醉。

当小血管受损或损伤较小时,血肿一般不明显,不易被察觉;当大血管受损并且损伤较大时,血肿的形成速度很快,特别是在刺破翼丛时,可发生组织内的大量出血,往往在麻醉药品还未推注完时,相应的注射区域即发生明显的肿胀,在黏膜下或皮下出现紫红色瘀斑或肿块,数日后,局部颜色变浅而呈黄绿色,血肿通常在7~14天内缓慢吸收、消失。若血肿处理不当,可伴发更严重的并发症,如感染和牙关紧闭等。

处理方法:①若在局麻时出现血肿,应立即停止注射,同时给予压迫止血和冰敷,6h内对肿胀部位间断冰敷,2天后热敷,以减轻疼痛感并加快瘀血的吸收;②酌情给予抗生素、止血药,以避免血肿扩大,控制感染;③嘱患者避免服用阿司匹林等抗凝药物;④告知患者注意观察肿胀部位的颜色改变,如出现感染或张口受限时应及时复诊。

预防措施:熟悉注射部位的解剖结构,规范、合理地使用麻醉技术,尽量减少穿刺次数,均可降低发生血肿的风险。对于长期服用抗凝药的患者,尽量避免上牙槽后神经阻滞麻醉,或者使用短针头注射以降低血肿的发生率。

17.2 水 肿

水肿是指血管外的组织间隙内有过多的液体积聚。原因:在注射麻药的过程中,注射针头钝、弯曲或有倒钩;针头刺入骨膜下,引起骨膜撕裂;未进行无菌操作,使感染进入深层组织所致。注射针头对软组织的损伤或注射后局部感染均可导致组织水肿。此外,有患者对酯类局麻药过敏而发生血管性水肿,还有一种罕见的是遗传性血管性水肿,口腔操作时牵拉、挤压软组织可引起水肿发生。

注射部位组织肿胀,水肿部位可出现疼痛和功能障碍,过敏性和遗传性血管性水肿发生时常波及患者的唇、眼睑与舌等区域。

处理方法:①由注射创伤引起的水肿,可在数天内自行消除,可给予局部热敷、理疗,并给予消炎止痛药物,不需特殊处理;②若水肿是由过敏引起,则需密切关注水肿发生的部位和程度,若未影响呼吸,仅需口服抗组胺类药物,随后转至相应科室确定变应原即可,引起呼吸困难及其相关症状的处理方法详见全身并发症中的过敏反应内容;③若水肿是由遗传引起,则需密切观察,影响呼吸时立即让患者仰卧,尽量保持呼吸道通畅,及时给予相应的急救措施。

预防措施:正确使用麻醉器械及麻药,注射麻药前应仔细了解患者的过敏史和遗传病史。注射前注意检查药物和注射针头。严格按照无菌要求操作,针头斜面应正对骨面滑行。

17.3 牙关紧闭

牙关紧闭是指下颌肌肉持续、僵硬的痉挛,限制了正常的张口。从另一角度来说,牙关紧闭也可定义为三叉神经运动障碍。牙关紧闭的根本原因是注射导致翼内肌或咬肌组织损伤,使其失去收缩和舒张功能并停滞于收缩状态。①物理原因:注射针头穿过组织时,会对肌肉和血管组织产生损伤,多次穿刺更会加大组织的损伤可能和程度。此外,当行下颌神经阻滞时,针尖触及骨面后,部分针尖有产生倒刺的可能,这也增加了组织损伤的可能性。②化学原因:有些局麻药可对肌肉产生轻微的毒性,导致肌肉纤维的坏死。另外,注射针头污染会造成深部组织感染,也可导致牙关紧闭。

主要表现为张口受限,严重时可出现下颌运动受限,同时伴注射区的肿胀和疼痛感,经合理治疗后症状一般在4周后完全恢复。

处理方法:①局部热敷,并逐步、反复地进行张口和闭口训练,保持颞下颌关节活动度;②可口服布洛芬等镇痛药来缓解局部疼痛;③如存在感染症状,要及时使用抗生素。

预防措施:注射麻药前检查麻药是否变性,针头尤其是针尖部分是否有倒钩;要使用锐利、消毒的一次性针头,如针头被污染,应更换;提高麻药注射的穿刺技术及注射技术,避免在同一部位多次穿刺;尽量使用麻药的最小有效剂量,避免在同一部位注射过多的麻药。

17.4　注射疼痛

注射疼痛是指在注射麻药的过程中,患者主观产生的疼痛感觉。原因有进针时针头刺到神经组织、推注时速度过快、拔针时针头带倒钩等损伤;麻药内被混入杂质或未配成等渗液等刺激组织;患者极度紧张,对注射麻药非常恐惧等。其为进针时、注射时、拔针时患者出现疼痛的感觉。

处理方法:一般无须处理,可通过安抚患者以减少其恐惧感和紧张感,从而减轻疼痛感。如麻醉效果消失后注射区仍有疼痛并出现水肿、炎症等,可给予局部热敷、理疗、封闭或消炎止痛药物。

预防措施:注射前,安抚患者以减轻其心理压力和恐惧感,检查麻药成分、温度和质量,实施表面麻醉;注射时控制麻药的注射速度(特别是腭部注射时);使用两种不同成分的麻药时,应先用不含血管收缩剂的麻药。

17.5　注射烧灼感

注射烧灼感是指注射麻药时局部组织出现温度增高的感觉。麻药的pH较低,注射速度过快,局部软组织较致密(如硬腭)。偶尔为患者的主观感觉异常,注射时患者感到注射区域组织出现灼热感。

处理方法:绝大多数患者的烧灼感只是几秒钟,不会有远期碍害,不需特殊处理。只有少数患者长时间感觉不适并且有肿胀或其他感觉异常,需要心理安抚和对症处理。

17.6　注射针折断

当行上牙槽后神经、下牙槽神经阻滞麻醉时,注射麻药时注射针头发生断裂,折断的针头滞留在患者的口腔软组织内,断针部位往往在针头连接处。

注射针折断的常见原因有:注射针头的质量差、锈蚀、缺乏弹性等针头自身的缺陷;当临床操作时进针较深,针头过细或进针后患者突然改变头位;注射前反复弯制针头或针头刺入韧带、骨孔、骨管时用力不当。

折断在组织内的针头可引起患者恐惧、疼痛等不适感;随着时间的推移和患者的口腔活动,断针可发生数个毫米的移位,几周内就被周围组织包裹,极少产生局部或全身炎症反应。

处理方法:注射针发生折断时,首先应保持冷静,嘱患者保持针折时的体位和张口状态,勿移动,以免造成断针移位;仔细观察断针位置,如果在进针表面可见部分断针,则用小号止血钳或持针器夹住露出组织的断针部分后取出;若发现断针完全在组织内而不能顺利取出,则先告知患者发生了断针,安抚患者的恐惧感和紧张感,行

X线定位检查,确定断针位置后再行手术取出。切勿盲目切开探查,以免断针向更深部移动而增加取出的难度。

预防措施:选择质量较好的针头,勿用有缺陷的注射针;注射前尽量不要弯曲注射针,若必须弯曲注射针头时,不要在针头与针座连接处弯曲;按照注射深度,选择合适的注射针头,避免将针头全部刺入组织内,至少保证进针到最大深度时有一段针头(1cm)留在组织外;注意注射技术,避免过度用力,改变注射方向时不可过度弯曲注射针头,有阻力时不应强力推进、扭转或拔出。

17.7 软组织无意识损伤

软组织损伤为由于注射麻药后,麻醉的口腔局部组织在一段时间内不能对疼痛和温度刺激产生保护性反应而导致软组织被咬伤、烫伤或冻伤。局部麻醉后,口腔软组织的麻木感一般在2~6h后恢复正常,在这段时间内,麻醉的组织对疼痛和温度的感觉不敏感,易发生自伤。这种损伤多见于儿童或有智力或身体残疾的患者,常表现为唇、舌或颊黏膜的咬伤、烫伤或冻伤。

处理方法:多数情况下对损伤的软组织表面涂抹药膏或覆盖口腔溃疡膜保护创面即可,对极少数发生创口感染的患者需配合使用抗生素。

预防措施:治疗结束后要向患者说明存在自伤的危险;对于儿童、老人和有智力或身体残疾的患者,要向其家属交代相关的注意事项,告知患者麻醉消退后再进食,咀嚼动作要缓慢、轻柔,勿食过冷和过热食物。也可采用麻醉逆转剂(酚妥拉明去铁胺)等相应措施来降低自伤的发生率。

17.8 持续麻木或感觉异常

局部麻醉后,局部组织麻木感持续数天、数周或数月。这种感觉改变的持续麻醉状态也可称为感觉异常,常见于阻滞麻醉。当注射针头刺到神经鞘时,患者会有一种电击样的感觉,说明针头对神经产生了一定的损伤,神经损伤可引起感觉异常;进针过程中导致的神经鞘内或周围出血使神经受压,也可引起感觉异常;麻醉药品中的稀释剂或被污染的麻醉药品也有可能引起感觉异常;所有的局麻药均有一定的神经毒性,注射后有诱导神经细胞死亡的可能而导致感觉异常。除了明显的持续麻木感之外,有些患者还存在肿胀、刺痛感、瘙痒、味觉丧失、味觉减退、言语障碍、流涎等症状。

处理方法:对患者进行安抚,向患者说明出现的感觉异常是局部麻醉正常的并发症,并且这种不适感是暂时性、可逆性的病变,会逐渐消退,但消退时间往往在 2 个月甚至更长,建议患者继续观察并安排复诊。复诊时检查患者感觉异常的区域和程度的变化;对于感觉异常较严重的患者,可给予中医针灸和局部理疗,并给予口服激素、维生素 B_1 和 B_{12} 治疗。

预防措施:熟悉神经周围的解剖结构,注射前仔细检查注射药品及针头,避免注射时刺伤神经。

17.9 感 染

因注射针被污染,局部消毒不严,或注射针穿过感染区将感染带入深层组织所致,其属于医源性感染。注射针头被污染,注射部位、麻药消毒不严,注射针穿过炎性病灶,均可将细菌带入深部组织,引起颞下、翼下颌、咽旁等间隙感染。

术后 1~5 天出现红、肿、热、痛,甚至张口受限或吞咽困难及全身症状。炎症若未得到有效控制,还可引起张口受限、吞咽困难等功能障碍,偶尔可引发全身感染症状。

处理方法:患者常在注射后数天内出现功能异常,此阶段可进行热敷、理疗和服用止痛药。若出现明显的感染症状,则应按炎症的治疗原则进行处理,给予口服或静脉注射抗生素。

预防措施:对注射部位进行清洁、消毒;使用无菌、无污染的注射针头;进针时避免穿过炎症区域或直接在炎症区域注射。有免疫缺陷的患者,应在注射前使用抗生素。

17.10　暂时性面瘫

暂时性面瘫多见于下牙槽神经阻滞麻醉时,注射部位过深,超过了下颌升支后缘或乙状切迹,使麻药注入腮腺内,由麻醉面神经所致,表现为面部表情肌无力等症状。在行下牙槽神经阻滞麻醉时,由于注射针刺入过深,绕过了下颌骨升支部而进入腮腺区,此时推注麻药时,就有可能麻醉面神经而导致暂时性面神经麻痹。

面神经麻痹主要表现为面部表情肌的运动功能丧失,表现为在注射麻药后数秒或数分钟内,患者出现面神经麻痹的症状,如患侧额纹消失、眼裂扩大、鼻唇沟变平、口角下垂,露齿时口角向健侧歪偏,不能行皱眉、鼓气等动作。

处理方法:应立即停止治疗,安慰患者,向其解释出现这些症状的原因,以消除其紧张感和恐惧感;让患者用手闭合眼睑,以保持患侧角膜的湿润;如患者戴隐形眼镜时,应取出隐形眼镜;面神经麻痹的症状一般会随着麻药效果的消失而恢复,无后遗症。

预防措施:行下牙槽神经阻滞麻醉时应避免注射针插入过深,针头触及骨面时再推注麻药,注意观察麻药注射后患者的反应。

17.11　黏膜病损或局部组织坏死

黏膜病损是指在口腔局部麻醉过程中直接造成的黏膜损伤或

黏膜组织对麻药产生反应而引起表皮脱落从而导致黏膜病变。局部麻醉后,针头、麻醉药品、棉签或其他器械造成的组织创伤可引起复发性口疮或单纯性疱疹;在牙龈、硬腭组织内注射麻药时,由于组织对麻药的敏感性较强,有可能对麻药产生反应,引起表皮脱落;在硬腭部过快或过多地注射麻药时,由于组织致密,麻药不易扩散而造成局部组织压力过大,可引起局部组织坏死。主要表现为牙龈或硬腭部产生局部溃疡,溃疡周边黏膜略显苍白,热或酸性食物可增加疼痛感。

处理方法:首先安抚患者并告知患者预后,消除患者的顾虑;避免进食刺激性食物,并在餐前使用保护性药膜,减少对创口的刺激;必要时可使用消炎、镇痛药物以减轻症状;无论是否治疗,7~10天后溃疡即可自愈。

预防措施:避免过快注射麻药并尽量使用最小有效剂量,避免过长时间的表面麻醉操作,注射时避免局部组织过于苍白或膨胀。

有研究报道显示,试验组采用The Wand STA计算机控制局部麻醉仪进行AMSA,注射位点为上颌第一前磨牙、第二前磨牙之间腭侧游离龈的中点到腭中线连线的中点。将针头与上腭黏膜保持45°,缓慢旋转进针,同时以低流速给药,到达骨面后,注射麻醉药物的剂量约为1.4mL。对照组采用传统骨膜上浸润麻醉,于前牙、前磨牙、磨牙区分别进行颊、腭侧的局部浸润麻醉,颊注射剂量约为0.4mL,腭侧注射剂量约为0.2mL。试验组1例术后上腭注射区域黏膜出现点片状溃疡面,这与腭侧组织较致密和STA麻醉注射剂量较大、注射时间较长有关。

17.12 暂时性眼麻痹、复视或失明

暂时性眼麻痹或失明是口内法行下牙槽神经阻滞麻醉注射后,

针头刺入下牙槽动脉未回抽。药物逆行入脑膜中动脉、眼动脉,致眼肌、视神经麻痹而出现暂时性麻痹,复视或失明所致。一般可于2～3h内自行恢复。用口内法行下牙槽神经阻滞麻醉时,晚期糖尿病患者行局麻(尤其加肾上腺素)时,亦可出现暂时性复视或失明,术前应告知患者相关风险,个别患者可能由精神因素引起,暂时性地出现视物模糊、复视、失去光感等症状。

处理方法:一般不需特殊处理,可安抚患者并告知症状的转归,局麻药物作用消失后眼球运动和视力即可恢复。

预防措施:实施局部麻醉时回抽无血再推注麻药是预防暂时性复视或失明的有效方法;另外,应询问患者是否存在严重的糖尿病。

17.13　暂时性局部皮肤颜色改变

暂时性局部皮肤颜色改变可见于局部浸润或阻滞麻醉,主要是麻药中肾上腺素的作用,导致局部供血动脉收缩,从而组织血供暂时减少。在口腔外科临床局部麻醉操作中,常将血管收缩剂加入局部麻醉药中,其作用主要是促进麻醉区域血管收缩,延缓麻醉药物吸收进入循环系统的速度,延长药物的麻醉时间等。但有时其可导致注射部位局部血供暂时减少,从而引起暂时性的局部皮肤颜色改变。表现为局部皮肤颜色在注射后迅速出现苍白,但比较局限,仅在注射区域的受累血管范围内,其他部位的皮肤颜色保持正常。

处理方法:告诉患者病因及转归,安抚患者紧张的情绪。皮肤颜色改变是暂时的,一般不需要处理,当肾上腺素随血液循环流走或作用消失后,局部皮肤的颜色可很快恢复。

预防措施:注射麻药时注意回抽,避免将含有肾上腺素的麻醉药物直接注射到血管内。

第18章　口腔局部麻醉的全身并发症

全身并发症可能危及患者的生命,因此在发现患者有相关症状时,应迅速处理,减少事故的发生。

18.1　晕　厥

晕厥又称神经源性休克,是指突发性短暂的意识丧失,常由大脑缺血引起,任何口腔治疗均有可能引起晕厥,最常见于局部注射麻醉药物时。

原因:晕厥可由患者的自身精神心理因素引起,如恐惧、焦虑、情绪压力等,在口腔治疗过程中突然感到疼痛或看到口腔治疗器械时,产生晕厥。同时,患者大脑的血糖供应不足、体质虚弱及周围环境湿热、拥挤都可能引起患者晕厥。

局麻药物局部注射时,这种刺激可以引起三叉迷走神经反射,激活副交感神经,导致短暂的血压降低及心动过缓。如果与恐惧、饥饿、疲劳、疼痛等情绪应激因素叠加,可以加重伤害性应激刺激反应,导致晕厥出现。在晕厥发作时,外周血管扩张,心排血量减少,血压降低,神经中枢一时性低血,从而引起突发性、暂时性意识丧失。

临床表现：早期症状为头晕、胸闷、面色苍白、全身冷汗、四肢厥冷无力、脉搏快而细弱、恶心、呼吸困难等，若不及时处理，则患者可能出现心率减慢、血压急剧下降，并出现短暂意识丧失。

处理方法：患者发生晕厥时，应立即停止注射，迅速放平椅位，将患者置于头低位，尽快恢复中枢血供，松解衣领，保持呼吸通畅。用芳香乙醇或氨水刺激呼吸，给予吸氧和静脉补液等，必要时也可行针刺人中穴。

重点监测患者的脉搏（强度和节律）及血压：当心率低于每分钟60次，表现为脉搏细弱；血压低于6.67kPa（50mmHg）时，一般很难触及脉搏。症状没有得到改善，应快速建立静脉通道，输注林格液或生理盐水，每小时250～500mL，必要时可给予多巴胺来改善低血压，用阿托品改善心动过缓。意识丧失，容易导致舌后坠，当呼吸道出现梗阻时，应及时牵引舌体及下颌骨向前，开放呼吸道。出现心跳及呼吸骤停时，应立刻进行心肺复苏。

预防措施：维持口腔诊室的良好环境，避免患者空腹治疗。对于精神紧张的患者，要给予言语安慰，做好术前检查和思想工作。对于严重焦虑以及反复发生晕厥的患者，可以通过吸入、静脉注射及口服途径进行清醒镇静处理。此外，在进行麻醉药物注射时，可在注射点处进行表面麻醉或注入少量的麻醉剂后再进针，以减少麻醉注射的疼痛刺激。

18.2　过敏反应

过敏反应分为延迟反应和即刻反应。延迟反应：常为血管神经性水肿，或为荨麻疹、药疹、哮喘和过敏性紫癜。即刻反应：应用极少药后，立即发生严重的类似中毒的症状；轻者有烦躁不安、胸闷、寒战、恶心、呕吐等；重者突然发生惊厥、昏迷、呼吸与心搏骤停、死亡。

临床上,真正的局麻药引起的变态反应是很少见的,误诊率可达90%。在大部分患者之中,其病因主要是心因性反应,如神经源性休克、过度通气综合征等。这些疾病一般可伴有心血管系统症状,如心动过速、低血压、过度通气、恶心、眩晕等症状,容易与过敏反应混淆。

麻醉药物引起的过敏反应主要是速发型超敏反应,是最严重的一种类型,发病突然,病情进展快,严重威胁生命。其主要是由IgE介导。当IgE抗体与肥大细胞或嗜碱性粒细胞上的抗原结合后,其复合体可导致该细胞膜破裂,释放组胺及变态反应的慢反应物质。其中,组胺可以增加毛细血管的通透性,刺激血管扩张,引起血管内液体再分布于细胞间隙,导致组织水肿及荨麻疹;进一步发展可以导致循环衰竭、全身水肿和支气管痉挛。

过敏反应可涉及局部与全身,是由细胞和体液介导的、对各种浓度的抗原所产生的反应。除对局麻药过敏外,一些安瓿瓶内的乳胶化合物也可能是引起过敏反应的因素。

原因:局部过敏反应常见于表面麻醉后,全身过敏反应往往由局麻药本身引起,也可能是由局麻药中的防腐剂或酯类药物引起。

局部过敏反应的临床表现的一般症状较轻,多为皮肤表面的边界清楚的肿胀,常伴瘙痒,也会出现荨麻疹和血管性水肿。多数的局麻过敏反应仅限于局部,但有可能发生进行性恶化而向全身性过敏反应发展。

全身性过敏反应的发展迅速,症状较重,可出现呕吐、腹泻、哮喘、喉头水肿、呼吸困难、心悸、眩晕、心动过速、低血压、意识丧失,最终的结果往往是呼吸和心跳停止。

防治:术前仔细询问过敏史;对酯类局麻药有变态反应及其体

质的患者,均改用酰胺类药物;进行局部麻醉时,推注药物的速度不宜太快,注意观察;如出现症状时停止注射。麻醉前皮试,值得一提的是皮试也必须在抢救条件完备的情况下进行。可静脉给予异丙嗪、糖皮质激素等进行脱敏治疗,同时给予吸氧解痉、升压等相应的对症治疗。

对较轻的变态反应,可给脱敏药物,如钙剂、异丙嗪、可的松类激素肌注或静注及吸氧;但是对于严重的变态反应,如变态反应性休克,发生数分钟之内就可以导致死亡;因此,应充分了解变态反应的征兆及早期症状,一旦怀疑为变态反应,尽早开始进行治疗。

一般的治疗原则如下。

(1)改变体位,使患者呈仰卧位,抬高下肢。

(2)维持呼吸道通畅,吸氧。患者出现呼吸困难时,开放呼吸道,给予面罩吸氧;出现喉头水肿,应进行气管内插管或气管切开术;一旦出现急症,可先进行环甲膜穿刺;支气管出现痉挛,可应用支气管扩张药物解痉。

(3)快速建立静脉通道及正确给药,常用的药物如下。

·肾上腺素:是治疗变态反应性休克的首选药物,临床上通常为静脉给药,可反复进行,直至取得理想的临床效果。该药物具有扩张支气管、升高血压、抑制组胺释放的作用。

·抗组胺药:阻断组胺的功能发挥,减轻变态反应。常用的药物包括扑尔敏(马来酸氯苯吡胺),静脉给予1.5～5.0mg。此外,异丙嗪作为受体阻断剂,也可以发挥抗组胺作用。

·皮质类激素药物:可以改善外周组织血液灌注,抑制细胞溶酶体膜的破裂。常用的药物包括氢化可的松、甲泼尼龙。

·呼吸系统药物:患者出现持续支气管痉挛时,可考虑应用支气管舒张药物,如氨茶碱。

·血管活性药物:患者出现血压降低时可考虑应用血管活性药物。常用的药物包括多巴胺或多巴酚丁胺。

18.3　中毒(过量反应)

血液中局部麻醉药的质量浓度升高到一定的程度后就会出现中毒症状。临床上发生的麻醉药中毒,常是因用药量在单位时间内注射过多,或局麻药注入血管而造成。但是,对于口腔局麻来说,麻醉穿刺处的血管丰富,麻醉药的吸收速度快,在正常的药物用量时,也有可能出现中毒反应。

一般来说,阻滞麻醉较浸润麻醉更容易出现中毒反应。中毒反应一般逐步出现在局麻药注射后的5~10min,但是如果药物直接进入血管,中毒反应也会快速出现。

过量反应是指麻药在不同的靶器官和组织的血药浓度过高而引起全身性的临床表现,是麻药作用于心血管系统和神经系统的结果。

患者的自身因素有①年龄:儿童和老人是药物过量反应的易发人群。②体重:通常是按照体重计算药物剂量,由于麻药是通过吸收进入血管后分布于全身各处的,因此在同样的体重下,血管含量多的患者的血药浓度则较低,但肌肉组织的血管含量比脂肪组织多,故对于脂肪含量较高的肥胖患者易发生药物过量的风险。③性别:通常男、女的药物吸收、代谢和排泄能力无明显差别,但女性在怀孕时,由于肾功能的变化而影响药物排出,从而易导致药物过量的危险。④遗传:一些遗传性疾病(如血清中胆碱酯酶遗传缺陷)患者使药物在体内的半衰期延长,导致血药浓度升高。⑤同期服用其他药物:当患者服用哌替啶、苯妥英钠、奎尼丁等药物时,会升高麻药的血药浓度,即使应用较小剂量的麻药,也可能产生过量反应。

⑥心理因素:患者对刺激比较敏感,在注射足量的麻药后,仍有疼痛感,这时如果补加麻药,就会增加药物的总剂量,导致药物过量。

药物因素:①血管活性:局麻药的吸收率与麻药对注射区域血管的作用密切相关,大部分麻药具有扩张血管的作用,扩张血管作用越强,药物吸收速度越快,从而导致麻药的持续时间缩短、血药浓度升高。②剂量:麻药的剂量直接影响血药浓度,在一定的范围内,剂量和血药浓度呈直线关系,注射的剂量越大,则血药浓度越高。③注射速度:静脉注射局部麻醉药可能会产生过量反应的症状或体征,注射速度过快对于药物过量至关重要。④注射部位的血管数量:注射部位的血管较多,麻药吸收入血管的速度就越快。⑤给药方式:局部麻醉药不需要进入血液循环,即可达到有效的麻醉效果,但当药物吸收进入血液循环,麻醉效果会下降,同时,药物吸收过快,血药浓度也会升高。

局麻药的中毒反应主要集中于中枢神经系统及心血管系统。一般来说,中枢神经系统兴奋型反应是药物中毒的早期症状,患者表现为话多、烦躁不安、兴奋、语速增快、口齿不清,同时可出现面部肌肉抽搐、全身颤抖。严重者可出现意识丧失、昏迷、呼吸停止。中毒初期,表现为血压升高、心率加快。随着中毒程度的加重,心肌收缩功能受到抑制、血管扩张,导致血压下降,甚至出现心搏骤停。

预防:临床医师知晓局麻药的毒性以及最小有效剂量及最大用药剂量是有效避免中毒反应的前提。在应用局麻药时,应在保证麻醉效果的前提下,尽量减少麻醉药物的用量。如果无全身禁忌的情况,可加入血管收缩药物,减缓局麻药的吸收。此外,要熟悉和了解局麻部位的血管分布,避免刺入血管,注射药物前,坚持回抽无血,缓慢注射药物。对于老年人、小儿、合并全身系统疾病的患者,要慎重考虑是否存在麻醉药物的耐受剂量降低的问题,适当控制药物用量。

处理:一旦患者出现中毒反应,可采取下列的处理措施。

(1)当出现中枢神经系统兴奋型反应时,应该立刻停止一切操作,给予吸氧,快速建立静脉通道,同时对患者进行安慰。

(2)患者出现意识丧失时,严格进行呼吸道管理,保持呼吸道通畅。

(3)患者出现惊厥时,给予吸氧,防止因患者呕吐导致的呼吸道阻塞;如果影响通气功能,可静脉给予抗惊厥药物,如地西泮。

(4)循环系统出现衰竭时,抬高下肢,静脉快速灌注,给予血管加压药物及强心药物,如多巴胺、肾上腺素、异丙肾上腺素。

(5)出现呼吸及心搏骤停,立刻进行心肺复苏。

18.4 其他的全身并发症

除了药物过量、过敏等全身不良反应外,实施口腔局部麻醉时还可出现肾上腺素反应、癔症和心脑血管意外。

肾上腺素反应的常见症状是头昏、头痛、口唇苍白、血压升高、脉搏快而有力。

癔症可出现晕厥、过敏样症状,但其发作时无阳性体征,易受暗示,有反复发作史。临床上在排除其他反应之前,勿轻率做出癔症的诊断。

心血管意外是指在局麻时发生心绞痛、心肌梗死,甚至心跳停止。

脑血管意外是指脑出血或脑血管痉挛。有效的抢救方法是舌下含硝酸甘油酯、吸入亚硝酸异戊酯、静脉推注氨茶碱、迅速给氧以及人工呼吸、胸外按压等。

第19章　局麻并发症的研究病例

19.1　病例1：2%利多卡因浸润麻醉过敏导致血管神经性水肿

患者,男,8岁,右上左上乳侧切牙拔除(上午10:00),注射4mL。

(1)上唇血管神经性水肿(16:00):上唇有轻度肿胀(息斯敏、小儿罗红霉素口服)。

(2)面颊部血管神经性水肿(23:00):上下唇、两颊、双眼周围高度肿胀发亮;皮肤稍显苍白色;上下唇外翻;双眼不能睁开,鼻唇沟消失,舌体增大,呼吸25次/min(一般20次左右)、心率100次/min(正常80次左右)。(氯苯吡胺4mg、地塞米松5mg缓慢静脉注射)

(3)面颊部血管神经性水肿、急性喉头水肿(次日凌晨4:30):呼吸急促,口唇发绀,吐字不清;颏下、两侧颈部高度肿胀;口底黏膜广泛弹性水肿,边界不清;舌体上抬(吸氧,紧急气管切开,抗过敏、抗感染治疗)。

原因如下:

(1)局麻药液中的很多成分,如局部麻醉剂、血管收缩剂和防腐剂均可引起过敏反应。

(2)利多卡因所发生的过敏反应实际为溶液中的防腐剂所致。

这种过敏反应与抗原、抗体有关,是由于肥大细胞和嗜碱性粒细胞释放组胺而引起血管扩张与通透性增加、组织液渗出。

(3)上述病例的血管神经性水肿是典型抗原抗体Ⅰ型过敏反应,也称"快速型反应"。

(4)处理:如果在患者术后6h就诊时引起重视,早期给予抗组胺、激素治疗,患者的病情可能会得到有效控制。

(5)预防:在临床工作中,如因注射麻药而致血管神经性水肿,应早期作出诊断,早期治疗,以防止水肿范围进一步扩大;如在初期就能诊断并查出抗原物质,早期行抗过敏治疗,则效果理想。

19.2 病例2:对利多卡因过敏,下牙槽神经阻滞麻醉、颊神经麻醉、舌神经麻醉导致荨麻疹

荨麻疹为皮肤、黏膜小血管反应性扩张及渗透性增加的一种局限性水肿。皮肤的表现为浅表粉色或苍白色的肿胀,周围有红晕,有不同程度的瘙痒,眼部等组织疏松部位表现为血管神经水肿。

患者,男,75岁,左下68残根拔除,否认药物过敏史。用5号注射器抽取2%盐酸利多卡因注射液5mL。拔牙结束20min后即感眼部肿胀,后逐渐加重,面颈部多处红斑(包括额部、口角、颈部等),眼周红肿尤其明显,眼裂变小;胸腹部有散在的大小不等、形状不规则的荨麻疹,局部略隆起,按压不褪色。追问病史,自述曾对鱼虾过敏。

甲强龙静脉滴注1周(40mg/d),同时口服开瑞坦(氯雷他定)(10mg/d)。用药1天后症状缓解,1周后荨麻疹完全消退。

19.3 病例3:利多卡因局部浸润麻醉导致肌肉颤抖

患者,男,45岁,摔伤,上唇黏膜有一横向裂口,深入黏膜下层。上前牙腭侧移位,牙龈撕裂,X片示牙槽突骨折。局麻下软组织缝

合、骨折复位固定。利多卡因3mL,追加2mL准备行前牙复位固定。
2min后患者出现全身肌肉颤抖。嘱其恢复平静情绪,躺在椅位上休
息,观察20min后缓解。考虑为局部血管丰富,将利多卡因直接注入
血管,使血药浓度升高而引起药物的毒副反应。

19.4 病例4:"局麻睁眼法"在利多卡因局部麻醉中拔牙的应用

在局部麻醉拔牙时,从注射麻醉剂至拔牙术毕,嘱患者睁着眼
睛。这是分散患者注意力的一种方法,研究者将此方法称为"局麻
睁眼法"。

拔牙的397例初诊患者中,男性193例,女性204例;年龄为18～
61岁,平均为43岁。分为3组。A组为观察组,用"局麻睁眼法"138
例,其中,男性67例,女性71例。自注射局部麻醉剂开始,嘱患者
"睁着眼睛"直至拔牙术毕。B组为对照甲组,男性61例,女性65例,
共126例。自注射麻醉剂始嘱患者"闭眼",勿睁眼。观察患者的反
应,直至拔牙术毕。C组为对照乙组,男性65例,女性68例,共133
例。自注射麻醉剂时,即对患者睁闭眼采用自由随意的方式,医生
不加限制。

用20g/L盐酸利多卡因注射液加肾上腺素麻醉。加肾上腺素的
比例为1:200000。采用局部浸润和传导麻醉的方法,拔牙患者每人
每次用利多卡因2～4mL,麻醉和拔牙由同一医生操作。麻醉不全而
需加注麻醉剂者,未计入本组资料中。

拔牙麻醉最常见的并发症是晕厥。晕厥的前驱症状主要有8
项,即头晕、胸闷、面色苍白、全身冷汗、四肢厥冷无力、脉搏快而弱、
恶心、呼吸困难。麻醉效果优的表现为未出现前驱症状或症状不明
显者。麻醉效果差的表现为出现晕厥前驱症状中的任意一项以
上者。

研究对3组患者分别采用不同的方法来预防晕厥。结果提示：在拔牙局部麻醉时，患者"睁眼"比"闭眼"能比较有效地分散其注意力，可在一定程度上缓解紧张情绪，减轻恐惧心理，能明显减少晕厥前驱症状的出现，因此有效地预防了晕厥。研究患者的心理，加强对拔牙患者的心理护理的重要性，不可忽视。"局麻睁眼法"是可取的，是一种值得推广、简单易行、行之有效的预防晕厥的方法。

19.5　病例5：利多卡因下颌孔麻醉致暂时失语1例报告

患者，女，35岁。因诊断左下6牙髓炎，拟行干髓术。在2%利多卡因左下齿槽神经麻醉时，下颌孔上方进针，拔出注射器约1min，患者突然打手势并说不出话，见其面色苍白，双眼流泪，面容痛苦状，浑身颤抖，逐请内科会诊。查：神志清楚，血压正常，心率105次，律齐，心电图正常。于是给予50%葡萄糖60mL，维生素C静脉推注，并给患者以解释、安慰。约20min后，患者渐渐能说话。追问其病史：否认癔病史，但5年前在个体牙医处治牙时亦曾发生过类似情况，以后一直惧怕治牙病。继续给予6开髓，顺利完成治疗。

注射麻醉常引发一些并发症，但失语较少见，该患者可能因第一次治牙所受的心理创伤较大，精神压力过重，故而这次表现出失语状态。此例的经验教训是当发生麻醉并发症时要处置得当，给患者以安慰、体贴、关心，以免给患者留下心理障碍。

19.6　病例6：利多卡因下牙槽神经阻滞麻醉术中出现腰痛

患者，女，56岁，左下6化脓性牙髓炎利多卡因下牙槽神经阻滞麻醉2mL，退针过程中，患者突感头晕，继之脊柱两侧酸胀痛，疼痛沿脊柱向腰部放射，最后固定于腰部，出现痉挛性疼痛。患者出现不适后，医生立即放平其椅位，嘱其放松，深呼吸，继之患者的头晕减轻,腰痛逐渐缓解,全过程约1min。口腔科施行麻醉时出现腰部疼痛,临床上极少见,可能属放射性疼痛。

19.7　病例7:利多卡因局部麻醉致面神经麻痹

患者,女,70岁,右上7残根拔除。以利多卡因行右上牙槽后神经麻醉,回抽无血后注麻药3.0mL。3min后,患者诉右面不适。检查:患者口腔无渗血,右部轻度肿胀。即刻给予局部冷敷。10min后肿胀明显,皮下青紫,考虑皮下出血,故未拔牙,嘱患者口服甲硝唑0.4g/d,局部冷敷,3天后复诊。患者第2天复诊,诉嘴偏,进食后口角溢出,眼不能闭合。查:神清,面部不对称,右面肿胀,右侧额皱纹消失,眼睑裂增大,鼻唇沟变浅,口角下垂,颊黏膜水肿,心、肺未见异常,四肢活动自如。脑CT未见异常。给予消炎,止血,局部冷敷。1周后患者复诊。右面肿胀消退,但右侧鼻唇沟变浅等麻痹现象无改善。初步认为:面神经麻痹,给予理疗1次/d,维生素B_1针100mg 1次/d肌注,维生素B_{12}针500μg 1次/d肌注,口服泼尼松5mg^3/d、地巴唑20mg^3/d。3周后症状消失,面部基本对称,患者无其他的不适反应。

综合以上情况,基本可确诊为:周围性面神经麻痹。造成麻痹的原因可能是:针头刺破血管而造成出血,使周围组织水肿,压力增大,局部血液循环受阻,最终面神经受压和缺血,出现临床症状。

19.8　病例8:利多卡因局部麻醉诱发癔症发作

患者,女,38岁,左上7残根利多卡因5mL麻醉后拔除。约2min后患者出现大笑不止,后又大哭,再次询问患者,其诉说自己不能自制,以前曾有类似发作史,之后即胡言乱语,所答非所问。请上级医师会诊,诊断为局部注射引起癔症发作。随即给予安定10mg肌内注射,约15min患者安静入睡并转入内科观察治疗24h后无异常离院。

癔症是一种在不同的精神因素影响下引起大脑功能失调的功能性疾病,它多为精神因素引起,主要的临床表现为受刺激后迅速出现不同程度的意识障碍和情感失调。本病例原有癔症发作史,在局麻刺激下出现上述症状,若能在治疗前多给患者以安慰、解释,使其精神放松,操作时动作轻柔,一般都能避免本病诱发。

19.9 病例9:利多卡因下牙槽神经阻滞麻醉引起一过性双目失明

患者,男,30岁,左下8近中倾斜阻生拔除。1%利多卡因缓慢推入1mL时患者诉眼前一片漆黑,看不见东西,精神十分紧张。立即停止注射,但患者双眼仍不能视物。此症状持续约2min,双眼又突然恢复平常视觉。20天后再次行左侧下牙槽神经阻滞麻醉下拔除术,麻醉操作同前。术中顺利,未出现上述症状或其他不适。原因可能为:①循环障碍引起局部暂时缺血;②阻滞视神经的视觉传导;③患者因精神紧张而发生一过性失明。

预防发生应注意以下几点:考虑药物的个体敏感性的差异;用药过程中密切观察患者的反应;做好术前检查及思想工作;消除紧张情绪;掌握好注射标志和方法,一定要回抽无血后注射,避免将局麻药直接推注到血管。

局部浸润麻醉致暂时性失明少有报道,其发生机理可能为以下内容。

19.9.1 颈动脉返流假说

小规格的针头快速推注可能导致药物从颈外动脉返流至颈内动脉,致使皮质神经元瞬间接触高浓度的药物。脑膜中动脉与眼动脉或它的一个主要分支交通。注入下牙槽动脉(或颌内动脉另一分支)的药液可能返流至眶部,眼肌麻痹可产生眩晕和复视,麻醉视神

经而出现暂时性失明。下牙槽神经阻滞麻醉时抽吸阳性率为
3.6%～12.2%,上颌骨骨膜上浸润麻醉时抽吸阳性率为1.9%。也就
是说,虽然上颌骨骨膜上浸润麻醉致暂时性失明的报道罕见,但仍
然有发生的解剖学依据。强调推注局麻药前坚持回抽是预防这种
并发症的有效方法,不仅指阻滞麻醉时,也包括浸润麻醉时。即使
注射麻药前适当抽吸,也不可能完全避免血管内注射的发生。如针
头斜面正好贴在血管内壁上,抽吸的负压可使血管内膜层阻塞针
孔,阻止抽吸时血液进入注射器内。因此,第一次回抽后至推注前
将针头方向旋转90°～180°再次回抽,更有利于预防这种并发症的
发生。

19.9.2　解剖结构异常

Petrelli等曾报道一位患者在使用少量麻药行上牙槽中神经麻
醉时,多次发生单侧动眼神经麻痹。治疗该病例的过程中,每次骨
膜上注射时均仔细回抽,缓慢注射,可以排除注射针刺入血管内的
可能性。因此,唯一可能的解释是药液通过骨缺损或异常筋膜面直
接扩散进入眶内组织。

19.9.3　肾上腺素效应

麻药中所含的肾上腺素可引起视神经中央动脉的暂时性痉挛,
缺血导致暂时性失明。另外,暂时性失明的发生与注射部位肾上腺
素受体的种类和密度有关。因此,在局麻药配伍时应注意肾上腺素
的浓度不宜过大,应在1:200000～1:100000为宜。

19.10　病例10:阿替卡因浸润麻醉导致皮疹

患者,女,20岁,右下6深龋,0.7mL颊侧浸润麻醉拟间接盖髓充
填术。15min后皮肤瘙痒,颈部和双下肢红色皮疹。口服扑尔敏片,

1h后症状消失。这可能是由阿替卡因含有焦亚硫酸钠引起。

19.11　病例11：阿替卡因导致过敏性休克

患者,女,64岁,右上6急性根尖脓肿,阿替卡因局部浸润麻醉切开排脓。2min后,患者突然出现肢体抽搐、面色苍白、脉搏细弱、喉部不适、烦躁不安等症状。喉头水肿,口腔内有大量的分泌物,呼吸困难,测不到血压。其为药物性过敏性休克。经过抢救,30min后病情好转,生命体征平稳。留院观察3天,患者基本恢复正常后出院。本品含有的焦亚硫酸钠亦可能引起过敏反应。患者首次接触"阿替卡因"未发生过敏,但再次接触却发生过敏性休克。可能是首次接触药物时产生致敏,当再次接触同一药物时发生过敏反应。

19.12　病例12：普鲁卡因下牙槽神经阻滞麻醉引起暂发性耳聋

患者,女,25岁,因拔牙时以普鲁卡因行下牙槽神经阻滞麻醉,注射后约1min,患者感觉耳聋,约2min后耳聋消失,再经1min后耳聋重复出现。未经任何特殊处理约6min后耳聋症状完全消失。全身情况好,无其他不适。

通常,这种并发症随麻药作用的减弱和患者紧张程度的降低而逐渐消失。本病例虽然在注射时已回抽,但仍出现耳聋症状,可能由于注射过程中针尖移动,或者进针偏上、过深导致药物渗透,逆流入下牙槽动脉及脑膜中动脉、迷路动脉所致。

参考文献

[1]丁晟,朱亚琴.口腔局部麻醉药物及注射技术的研究与应用现状. 口腔材料器械杂志,2005,14(3):153.

[2]马明东.下牙槽神经阻滞麻醉术中出现腰痛1例.现代口腔医学 杂志,2000(4):269.

[3]马贵廷,符晋融.下牙槽神经阻滞麻醉引起暂发性耳聋1例.临床 口腔医学杂志,2005(7):445.

[4]王文其,孙强.局部麻醉诱发癔病发作1例.临床口腔医学杂志, 2000(S1):36.

[5]王津惠,赵忱光,金蓓,等.牙周韧带麻醉在急性牙髓炎鉴别诊断 中的应用.临床口腔医学杂志,2012,28(10):621.

[6]王维民.下颌孔麻醉致暂时失语1例报告.口腔医学,2000 (4):220.

[7]王瑞永,陈金良,孙丽萍,等.联合麻醉在下颌阻生智齿拔除术中 的临床应用.北京口腔医学,2016,24(3):159-161.

[8]王新陆,王俊吉,任勤贞,等."局麻睁眼法"在拔牙局部麻醉中的 应用.实用口腔医学杂志,2005(1):18.

[9]王燕,于洪涛.碧兰麻髓腔内麻醉的临床应用.实用口腔医学杂 志,2005(4):549.

[10]尹硕,李雯,刘继明,等.两种不同麻醉方法对活髓牙牙体预备麻醉效果的观察.临床口腔医学杂志,2015,31(5):285-287.

[11]叶宁,钱虹,黄群.儿童口内麻醉注射不同部位对疼痛的敏感性.口腔医学研,2011,27(4):328-329,333.

[12]达拉.下牙槽神经阻滞麻醉引起一过性双目失明1例.口腔颌面外科杂志,2006(3):277.

[13]吕俊邦.弯针头在上牙槽后神经阻滞麻醉中的应用.口腔医学,2009(9):498-499.

[14]朱勇海,朱国光.上、下牙槽神经麻醉区域异位1例.现代口腔医学杂志,2002(3):261.

[15]孙文娟,黄南楠,唐倩,等.上牙槽前、中神经阻滞麻醉技术在上颌牙周治疗中的应用.中华口腔医学研究杂志(电子版),2015,9(6):470-473.

[16]孙文娟,黄南楠,唐倩,等.上牙槽前、中神经阻滞麻醉技术在上颌牙周治疗中的应用.中华口腔医学研究杂志(电子版),2015,9(6):470-473.

[17]苏晓晖,冯青.活髓牙牙体预备中碧兰麻麻醉效果临床观察.口腔颌面修复学杂志,2002(2):81-84.

[18]杜原宏,魏振辉,张鹏.利多卡因局部麻醉引起肌肉颤抖1例.口腔医学研究,2005(4):364.

[19]李风华.斯康杜尼与肾上腺素利多卡因在老年拔牙麻醉中的临床效果比较.中华老年口腔医学杂志,2011,9(3):164-167.

[20]李闻涛,许晓炜,王韵晴,等.口腔局部麻醉药物研究进展.中国药业,2015,24(22):253-255.

[21]李振兴,张会涛,都广艳.不同方法下牙槽神经阻滞麻醉的临床应用与评价.全科口腔医学电子杂志,2019,6(3):34-35.

[22]李彭军,郭培,崔凤良.局部麻醉致面神经麻痹1例报告.口腔医学,2001(3):143.

[23]杨军,张凤秋.下牙槽神经阻滞麻醉回吸有血率的临床研究.北京口腔医学,2009,17(5):279-280.

[24]杨运强,邵乐南,汤国雄,等.分层麻醉在儿童乳牙拔除术中的应用研究.临床口腔医学杂志,2017,33(8):489-491.

[25]吴友农,杨淑琴,朱庆萍,等.去髓操作中3种局部麻醉剂的综合比较.口腔医学,2005(5):44-45.

[26]吴春梅.斯康杜尼与利多卡因在口腔局部浸润麻醉中的应用观察.口腔医学,2011,31(8):503-504.

[27]余东升.口腔局部麻醉药物选择.中国实用口腔科杂志,2016,9(11):661-664.

[28]汪莉,洪刚.拔下颌阻生齿需追加上牙槽后神经阻滞麻醉术1例.现代口腔医学杂志,2002,16(3):259.

[29]张俊祥,郭海山,冯翠萍,等.下齿槽神经阻滞麻醉并发症的回顾性分析.实用口腔医学杂志,2001(5):421.

[30]陈秀梅,郭斌,周学东,等.4种麻醉方法在牙髓病治疗中止痛效果的比较.华西口腔医学杂志,2006(3):237-239.

[31]林列润,杜涵波,赵士芳.含肾上腺素利多卡因在口腔局部麻醉中的效果.实用口腔医学杂志,2008,24(3):442-443.

[32]金铁林,赵素云,汪清海.中药验方表面麻醉拔牙的临床应用.现代口腔医学杂志,2000(3):190.

[33]周青,白晓峰.口腔颌面外科学口腔局部麻醉.中国实用口腔科杂志,2009,2(12):764-766.

[34]周琼,秦满.计算机控制上牙槽前中神经阻滞麻醉在儿童中的应用.2014,30(2):266.

[35]赵晓萍.下牙槽神经阻滞麻醉的相关解剖学研究.衡阳:南华大学,2008.

[36]胡开进,庞超远.口腔局部麻醉并发症.中国实用口腔科杂志,2012,5(7):403-409.

[37]胡艺平,金桂芳,胡丽风.不同麻醉方法应用于上颌磨牙拔除的临床对比.中华口腔医学研究杂志(电子版),2014,8(4):334-336.

[38]洪小伟,曾以周,宋晓萌.仅用阿替卡因颊侧浸润麻醉拔除上颌第三磨牙的临床对照研究.口腔医学研究,2008(6).

[39]姚耀星.无痛拔髓的麻醉方法.实用口腔医学杂志,2003(5):482.

[40]徐冰.阻滞麻醉、浸润麻醉以及补充牙周韧带麻醉在下颌后牙麻醉效果比较.济南:山东大学,2017.

[41]逢爱慧,李明,朱声荣,等.急性牙髓炎应用无痛局麻仪进行牙周膜麻醉的临床评价.临床口腔医学杂志,2006,22(10):614-615.

[42]崔春,周修能.颊侧浸润麻醉对上颌磨牙麻醉效果的临床观察.临床口腔医学杂志,2008(10):614-616.

[43]彭敏,朱智敏,杨小民.阿替卡因麻醉下拔除上颌恒磨牙不施行腭侧注射麻醉的可行性.华西口腔医学杂志,2008(4):416-418.

[44]彭敏.麻醉效果的比较.现代口腔医学杂志,2011,25(2):156-157.

[45]董海东,刘琴.斯康杜尼对上颌磨牙牙髓的麻醉效果观察.实用口腔医学杂志,2010,26(5):609-611.

[46]焦子先,郑吉驷,刘欢,等.成人颅下颌骨解剖测量分析.中国口腔颌面外科杂志,2015,13(2):151-154.

[47]谢桂英,罗华强,裴切艳,等.复方盐酸阿替卡因注射液致过敏性休克一例.实用医技杂志,2014,21(6):695-696.

[48]雷先会.盐酸甲哌卡因/肾上腺素注射液麻醉根髓疗效观察.口腔医学,2010,30(11):697-698.

[49]黎钢,郭宏剑.碧兰麻根管导入法麻醉残留根髓.实用口腔医学杂志,2005(6):766.

附　录

附录1　如何减少麻醉并发症

在实施麻醉前,详尽掌握患者的既往史,尤其对伴有全身疾病的患者,如高血压、冠心病、糖尿病等,并对其进行风险评估。

严格掌握和限制麻醉药物的应用剂量,对于小儿、体质量过低的患者,可根据体质量决定麻醉药物的剂量,避免发生中毒反应。

在保证麻醉效果的前提下,尽量选择操作简单的、微创的麻醉技术,例如能够选择牙周膜注射的,尽量避免浸润麻醉;能够选择浸润麻醉的,尽量避免阻滞麻醉。

附录2　出现晕厥后口腔医生的椅旁处理

　　口腔医学是临床医学的分支,临床急救比较薄弱,医生、护士不能紧张,不能围观,但也不能听之任之。停止操作,放平患者,使其头低脚高,与患者交流或呼喊患者,让患者口服糖水,开窗,开空调、电扇,有条件的就吸氧,嗅自凝树脂单体,针扎人中,准备人工呼吸和呼叫救护车。

　　常用的门诊急救物品见附图1~附图4。

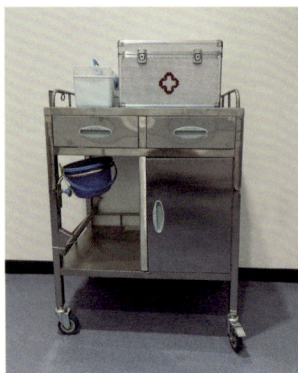

附图1　急救物品推车

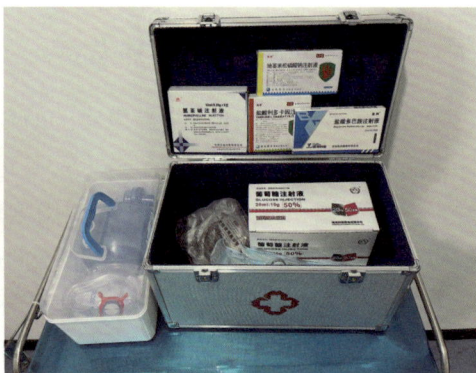

附图2　一般急救药品

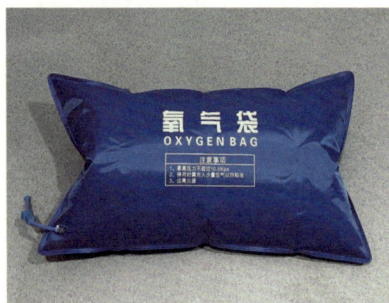

附图3　急救氧气袋

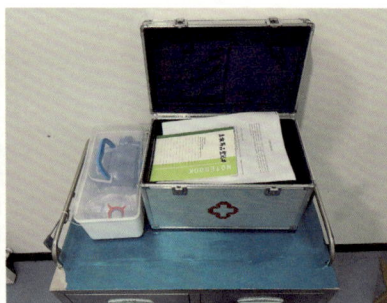

附图4　急救指南和登记本

附录3　口腔局部麻醉知情同意书

口腔局部麻醉知情同意书

姓名：　　　　性别：　　　　年龄：　　　　联系电话：

诊断：　　　治疗方案：　　　预计费用：　　元(人民币)

　　口腔局部麻醉的并发症和风险大多轻微、可控、概率低。然而，对于每一位个体来说，风险发生的概率和后果的严重程度可能会有所不同。局部麻醉可能会引起以下并发症，医生会根据患者的具体情况和治疗需要来评估风险并采取相应的预防措施。

　　1.晕厥(重者甚至有意识丧失)：多因恐惧、饥饿、恐惧、疲劳、疼痛、体位不良及全身健康较差引起，如身体不适时请提前告知医生。

　　2.过敏反应(严重者死亡)：口腔局部麻醉的过程中，部分患者可能对麻醉药物产生过敏反应，如呼吸困难、休克等，如有过敏史，请提前告知医生。

　　3.中毒：口腔局部麻醉的过程中，部分患者可能对麻醉药产生中毒反应。

　　4.注射区的疼痛和水肿：由于个体差异，口腔局部麻醉可能会引起注射区的疼痛和水肿，请听从医生的指导进行治疗。

　　5.感染和注射区溃疡：口腔局部麻醉可能会引起局部组织损伤，如出血、感染和溃疡等。

　　6.注射针折断：若发生注射针折断，请保持张口状态，勿作下颌运动。

　　7.神经损伤：口腔局部麻醉可能会对神经造成一定的影响，如感觉减退、运动障碍等。在极少数的情况下，这种影响可能是永久性的。

8.暂时性面瘫:部分患者可能会出现暂时性面瘫,通常持续一段时间。

9.暂时性眼麻痹或失明:局麻药作用消失后,一般的眼运动和视力即可恢复。

10.暂时性牙关紧闭:大多在一段时间后自行恢复。

11.低血压:注射药物后,少数患者可能会出现低血压反应。

12.电解质紊乱:极少数的情况下,麻醉治疗可能会导致电解质紊乱,如低钾、低钙等。

13.呼吸系统疾病:在麻醉过程中,部分患者可能会出现呼吸困难、喉头水肿等情况。

为了确保您的安全和顺利治疗,请注意以下事项。

(1)术前准备:请在接受麻醉治疗前告知医生您的身体状况、过敏史、用药史等。有怀孕、备孕、运动员、抑郁症时等请提前告知。

(2)术中配合:请在麻醉治疗过程中保持放松,遵循医生的指示进行呼吸和体位调整等。如有任何不适或疑问,请及时告知医生。

(3)术后护理:注射局麻药后,麻醉区域会有肿胀感,勿咬、勿挠,儿童尤其需要注意。遵循医生的建议进行术后护理。

在和主诊医生交流完后,我已完全了解了整个治疗过程的材料,方法方式、时间、费用、效果、替代方案、注意事项、可能出现的意外和并发症及全文的所有内容。我并未得到治疗百分之百满意和百分之百成功的许诺,同意口腔门诊为我进行治疗处理。

对于上述内容,患者已理解,患者愿意承担治疗可能出现的风险并遵从医嘱,配合医生完成治疗并同意支付所需的全部费用。